内科医にもわかる

直腸肛門病変

編集　杉田　昭

日本メディカルセンター

執筆者一覧(執筆順)

松島　　誠	松島病院大腸肛門病センター院長	
岡本　康介	松島病院大腸肛門病センター	
長谷川信吾	松島病院大腸肛門病センター	
小金井一隆	横浜市立市民病院外科部長	
木村　英明	横浜市立大学市民総合医療センターIBDセンター	
杉田　　昭	横浜市立市民病院外科診療担当部長	
東　大二郎	福岡大学筑紫病院外科講師	
二見喜太郎	福岡大学筑紫病院外科准教授	
前川　隆文	福岡大学筑紫病院外科教授	
横山　　薫	北里大学東病院消化器内科診療講師	
小林　清典	北里大学東病院消化器内科講師	
加藤　　彩	北里大学東病院消化器内科	
長沼　　誠	東京医科歯科大学医学部消化器内科講師	
岩男　　泰	慶應義塾大学医学部内視鏡センター講師	
日比　紀文	慶應義塾大学医学部消化器内科教授	
飯塚　政弘	秋田赤十字病院附属あきた健康管理センター所長	
相良　志穂	秋田赤十字病院附属あきた健康管理センター	
樋口　哲郎	東京医科歯科大学大学院腫瘍外科学	
小林　宏寿	東京医科歯科大学大学院腫瘍外科学	
杉原　健一	東京医科歯科大学大学院腫瘍外科学教授	
緒方　　裕	久留米大学医療センター外科准教授	
白水　和雄	久留米大学病院外科主任教授	
板橋　道朗	東京女子医科大学第二外科准教授	
小川　真平	東京女子医科大学第二外科講師	
亀岡　信悟	東京女子医科大学第二外科主任教授	
高橋　賢一	独立行政法人労働者健康福祉機構東北労災病院大腸肛門外科副部長	
舟山　裕士	独立行政法人労働者健康福祉機構東北労災病院大腸肛門外科部長	
徳村　弘実	独立行政法人労働者健康福祉機構東北労災病院外科部長	
高尾　良彦	山王病院外科／国際医療福祉大学准教授	
吉岡　和彦	関西医科大学附属枚方病院外科准教授	
中根　恭司	関西医科大学附属枚方病院外科教授	
權　　雅憲	関西医科大学附属枚方病院外科教授	
前田耕太郎	藤田保健衛生大学医学部消化器外科教授	
花井　恒一	藤田保健衛生大学医学部消化器外科准教授	
小出　欣和	藤田保健衛生大学医学部消化器外科講師	
池内　浩基	兵庫医科大学下部消化管外科教授	
中埜　廣樹	なかの外科クリニック院長	
内野　　基	兵庫医科大学下部消化管外科	
香取　玲美	松島病院大腸肛門病センター	
下島　裕寛	松島病院大腸肛門病センター	

序　文

　本書の表題は「内科医にもわかる直腸肛門病変」であり，何らかの症状がある患者さんが最初に受診する機会の多い内科の先生方をおもな対象として企画した．しかし，本書では日常診療に役立つように直腸，肛門疾患の患者さんの診療方法，各疾患の特徴を最新の知識を含めて解説し，内科の先生方だけではなく，実際の治療を行うことが多い外科の先生方にも役立てていただけるような内容とすることができた．

　肛門領域では三大疾患（痔核，裂肛，痔瘻）が多く，内科の先生方はともすれば外科医まかせとなる領域である．しかし直腸肛門は構造的・神経的にきわめて精密なバランスのうえに成り立ち，この領域には原因の異なる多彩な疾患が数多く発生するため，的確な診断と治療が必要で，内科・外科は密接な連携をとり，それぞれの特性を生かした診療をすることが求められる．

　本書の構成は，直腸肛門病変の診察方法，炎症性腸疾患，悪性疾患，大腸機能性疾患，人工肛門，直腸肛門疾患診断アトラスからなり，患者さんの診察方法，日常診療で遭遇することが多い疾患，多くはないが最近増加しつつある疾患，まれではあるが知識をもっていると役立つ疾患などをとりあげた．各分野の専門家の先生に，日常臨床にたずさわる先生方のお役に立つように図，写真を多く使用して各項目の重要なポイントを最近の知見を交えて，わかりやすく解説していただいた．いずれの項目も"内科医にわかる"よう配慮されており，その内容は外科医にとっても有用な力作である．

　直腸肛門病変は患者さんのQOLに大きくかかわる疾患であり，最新の知識にもとづいた適切な診療によって，患者さんに良好なQOLを提供することが重要である．本書が直腸肛門疾患をもつ患者さんを診察する先生方の日常診療のお役に立てれば，企画者・執筆者一同，これに勝る喜びはない．

2009年9月25日

横浜市立市民病院　外科　診療担当部長

杉田　昭

目 次

1 直腸・肛門病変の診察について　11
　　　　　　　　　　　　　　　　　　　　松島　誠，岡本　康介，長谷川信吾

Ⅰ．問　診………11
　　1．疼痛／13　2．出血／13　3．脱出／14
　　4．下着の汚れや排便に関連しない分泌物／15
Ⅱ．視　診………15
Ⅲ．直腸肛門指診………16
Ⅳ．肛門鏡診………17
Ⅴ．直腸鏡・内視鏡診………18
Ⅵ．その他の検査………18
　　1．超音波検査／18　2．MRI／19　3．瘻管造影／19
　　4．排便造影検査／19

2 炎症性腸疾患　21

1．Crohn病に合併する肛門病変　21
　　　　　　　　　　　　　　　　　　　　小金井一隆，木村　英明，杉田　昭

Ⅰ．病　態………21
Ⅱ．診　察………23
Ⅲ．画像診断………23
　　1．内視鏡・注腸造影検査／23　2．MRI／24
Ⅳ．治　療………25
　　1．内科治療／25　2．局所外科治療／26
　　3．内科治療，局所外科治療の成績に影響を及ぼす因子／28
　　4．人工肛門造設と直腸切断術／29

2．潰瘍性大腸炎に合併する肛門病変　33
　　　　　　　　　　　　　　　　　　　　東　大二郎，二見喜太郎，前川　隆文

Ⅰ．潰瘍性大腸炎における肛門病変の頻度………33
Ⅱ．肛門病変のうちわけ………34
Ⅲ．大腸手術の有無による肛門病変の比較………35
Ⅳ．大腸手術後に発生した肛門病変の経過………37
Ⅴ．考　察………38

3．感染症に合併する直腸・肛門病変
―性行為感染症，アメーバなどを中心に― ……40
横山　薫, 小林　清典, 加藤　彩

A　アメーバ性大腸炎，アメーバ赤痢 ……40
 Ⅰ．概　　念 ……40
 Ⅱ．疫　　学 ……40
 Ⅲ．病　　態 ……41
 Ⅳ．症　　候 ……41
  1．患者背景と臨床症状／41　2．感染経路／41　3．病変分布／41
 Ⅴ．大腸内視鏡所見 ……41
 Ⅵ．診 断 法 ……42
  1．糞便検査／42　2．生検組織診断／42　3．組織の直接鏡検法／44
  4．血清アメーバ抗体価検査／44
 Ⅶ．治　　療 ……44
 Ⅷ．鑑別診断 ……44
  1．潰瘍性大腸炎／44　2．Crohn病／46　3．そのほかの炎症性腸疾患／46
  4．大腸癌，悪性リンパ腫／46

B　クラミジア直腸炎 ……46
 Ⅰ．概　　念 ……46
 Ⅱ．疫　　学 ……46
 Ⅲ．病　　態 ……47
 Ⅳ．症　　状 ……47
 Ⅴ．大腸内視鏡所見 ……47
 Ⅵ．診 断 法 ……47
 Ⅶ．治　　療 ……47
 Ⅷ．鑑別診断 ……48
  1．Crohn病／48　2．悪性リンパ腫／48

4．直腸粘膜脱症候群 ……49
長沼　誠, 岩男　泰, 日比　紀文

 Ⅰ．病因と病態 ……49
 Ⅱ．病理学的特徴 ……49
 Ⅲ．肉眼的・内視鏡的特徴 ……50
 Ⅳ．臨床症状 ……50
 Ⅴ．診　　断 ……51
 Ⅵ．治　　療 ……51

5．急性出血性直腸潰瘍 ……………………………………………………………… 53
飯塚　政弘, 相良　志穂
Ⅰ．診　　断 ………53
1．患者背景／53　2．内視鏡的特徴／54
Ⅱ．病因・病態 ………54
Ⅲ．鑑別診断 ………55
Ⅳ．治　　療 ………56

3　悪性疾患　　　　　61

1．直 腸 癌 ─治療の新知見─ ……………………………………………………………… 61
樋口　哲郎, 小林　宏寿, 杉原　健一
Ⅰ．診　　断 ………61
Ⅱ．大腸癌治療ガイドラインにおける直腸癌の治療方針 ………61
Ⅲ．内視鏡治療 ………63
Ⅳ．直腸局所切除術 ………63
1．MITAS／64　2．TEM／64
Ⅴ．前方切除術 ………64
Ⅵ．括約筋切除による肛門温存手術 ………66
1．内肛門括約筋切除術（ISR）／67　2．肛門管の解剖と術式の定義／67
3．術後合併症，予後／67　4．外肛門括約筋切除術（ESR）／67
Ⅶ．直腸切断術 ………67
Ⅷ．骨盤内臓器全摘術（TPE）………68
Ⅸ．腹腔鏡下手術 ………69
Ⅹ．直腸癌術後に起こりうる機能障害 ………69
1．排便機能障害／69　2．排尿機能障害／69　3．性機能障害／70
Ⅺ．放射線療法 ………70
1．欧米でのRCT／71　2．Meta-analysis／71
3．術前照射 vs. 術後照射／71
Ⅻ．化学療法 ………71
1．術後補助化学療法／71
2．切除不能進行・再発直腸癌に対する化学療法／72
3．分子標的治療薬／72

2．肛門管癌 ─治療の新知見─ ……………………………………………………………… 74
緒方　裕, 白水　和雄
Ⅰ．組織分類 ………74
Ⅱ．診　　断 ………74

Ⅲ．治　　療 ……… 75
　　　　1．腺癌および粘液癌／75　2．扁平上皮癌／76　3．その他／77
　　Ⅳ．括約筋切除を伴う肛門温存術 ……… 77

3．直腸 GIST，悪性リンパ腫，カルチノイド ……… 82
　　　　　　　　　　　　　　　　　　　　板橋　道朗，小川　真平，亀岡　信悟

A　直腸 GIST ……… 82
　　Ⅰ．疾患概念 ……… 82
　　Ⅱ．画像所見 ……… 82
　　Ⅲ．診　　断 ……… 83
　　Ⅳ．治　　療 ……… 84

B　直腸悪性リンパ腫 ……… 85
　　Ⅰ．疾患概念 ……… 85
　　Ⅱ．診　　断 ……… 85
　　Ⅲ．治　　療 ……… 86

C　直腸カルチノイド ……… 87
　　Ⅰ．疾患概念，疫学 ……… 87
　　Ⅱ．内視鏡所見 ……… 87
　　Ⅲ．治　　療 ……… 88

4．肛門皮膚悪性腫瘍 ─Paget 病，Bowen 病を含む─ ……… 91
　　　　　　　　　　　　　　　　　　　　高橋　賢一，舟山　裕士，徳村　弘実

A　肛門部 Paget 病 ……… 91
　　Ⅰ．疾患概念，疫学 ……… 91
　　Ⅱ．臨 床 像 ……… 91
　　Ⅲ．病理組織所見 ……… 92
　　Ⅳ．診　　断 ……… 92
　　Ⅴ．治療，予後 ……… 93

B　肛門部 Bowen 病 ……… 93
　　Ⅰ．疾患概念，疫学 ……… 93
　　Ⅱ．臨床像，診断 ……… 94
　　Ⅲ．病理組織所見 ……… 94
　　Ⅳ．治療，予後 ……… 94

C　肛門部基底細胞上皮腫 ……… 94
　　Ⅰ．疾患概念，疫学 ……… 94
　　Ⅱ．臨床像，診断 ……… 94
　　Ⅲ．病理組織所見 ……… 94

Ⅳ．治療，予後 … *95*

D 肛門部悪性黒色腫 … *95*
　　Ⅰ．疾患概念，疫学 … *95*
　　Ⅱ．臨 床 像 … *95*
　　Ⅲ．病理組織所見 … *96*
　　Ⅳ．診　　断 … *97*
　　Ⅴ．治療，予後 … *97*

4 大腸機能性疾患　　　　　　　　　　　　　　　　　　　　　　*99*

1．排便障害の診断方法 … *99*
高尾　良彦

　　Ⅰ．排便障害の種類と病態診断・治療の基本 … *99*
　　Ⅱ．排便障害の病態 … *100*
　　Ⅲ．排便障害の診断に必要な検査法 … *102*
　　　　1．消化管通過時間の測定／*103*　2．直腸肛門内圧測定・感覚機能検査／*104*
　　　　3．排便造影／*105*　4．超音波検査とMRI／*106*
　　　　5．筋電図・神経伝導速度の測定／*106*

2．便秘，便失禁 … *109*
吉岡　和彦，中根　恭司，權　　雅憲

　A 便　秘 … *109*
　　Ⅰ．原　　因 … *109*
　　　　1．内分泌異常／*109*　2．神経性／*110*　3．代謝性／*110*　4．精神性／*110*
　　　　5．肛門狭窄／*110*　6．特発性／*110*
　　Ⅱ．病　　態 … *110*
　　　　1．Outlet obstruction／*110*　2．Slow transit constipation／*110*
　　Ⅲ．診　　断 … *110*
　　　　1．問診／*110*　2．臨床症状／*110*　3．理学的所見／*110*
　　　　4．肛門内圧検査／*111*　5．Defecography／*111*　6．直腸排泄試験／*111*
　　　　7．大腸輸送能検査／*112*
　　Ⅳ．治　　療 … *112*
　　　　1．保存的治療／*112*　2．外科的治療／*112*
　B 便失禁 … *113*
　　Ⅰ．原　　因 … *113*
　　　　1．分娩時外傷／*113*　2．肛門手術／*113*　3．会陰下降症候群／*113*
　　　　4．神経性／*113*　5．鎖肛の術後／*113*　6．特発性／*113*

Ⅱ．病　　態………*114*
　　　　1．分娩時外傷，肛門手術など／*114*　　2．会陰下降症候群／*114*
　　　　3．神経性／*114*　　4．鎖肛の術後／*114*　　5．特発性／*114*
　　Ⅲ．診　　断………*114*
　　　　1．臨床症状／*114*　　2．理学的所見／*114*　　3．経肛門的超音波検査／*114*
　　　　4．肛門内圧検査／*115*　　5．Defecography／*115*
　　Ⅳ．治　　療………*115*
　　　　1．保存的治療／*115*　　2．外科的治療／*116*

3．直腸瘤 ……………………………………………………………………*118*
　　　　　　　　　　　　　　　　　　前田耕太郎，花井　恒一，小出　欣和
　　Ⅰ．病　　態………*118*
　　　　1．定義／*118*　　2．病態および病因／*118*
　　　　3．直腸肛門内圧検査における病態／*118*
　　Ⅱ．症　　状………*119*
　　　　1．好発年齢，性別／*119*　　2．症状／*119*　　3．便・尿失禁の合併／*119*
　　　　4．骨盤底臓器脱や機能性疾患の合併／*119*　　5．直腸肛門疾患の合併／*120*
　　Ⅲ．診　　断………*120*
　　　　1．問診／*120*　　2．視診，肛門・膣指診／*120*　　3．造影検査／*121*
　　　　4．MRI，CT検査／*122*　　5．機能的検査／*122*
　　Ⅳ．治　　療………*122*
　　　　1．直腸瘤の治療に対する留意点／*122*　　2．直腸瘤の保存的治療／*122*
　　　　3．直腸瘤の外科的治療／*122*

5　人工肛門造設の適応と管理　　　*125*
　　　　　　　　　　　　　　　　　　　池内　浩基，中埜　廣樹，内野　基

　　Ⅰ．人工肛門とは………*125*
　　Ⅱ．人工肛門の分類………*125*
　　Ⅲ．人工肛門の適応疾患と障害者認定………*125*
　　　　1．永久的ストーマと一時的ストーマ／*125*　　2．身体障害者認定制度／*127*
　　Ⅳ．人工肛門造設法………*127*
　　　　1．ストーママーキング／*127*　　2．実際の造設方法／*127*
　　Ⅴ．人工肛門造設後の管理と指導………*128*
　　　　1．社会生活／*128*　　2．運動／*129*　　3．脱水対策／*130*
　　　　4．ストーマ外来／*130*
　　Ⅵ．人工肛門造設後の合併症………*132*
　　　　1．早期合併症／*132*　　2．晩期合併症／*132*

6 直腸，肛門疾患の診断アトラス──痔核，痔瘻，裂肛を中心に── 137

下島　裕寛，松島　誠，岡本　康介

- ■痔　核 ……………………137, 138
  - 内痔核（Goligher-Ⅰ～Ⅳ）
  - 嵌頓痔核
  - 内外痔核
  - 血栓性外痔核
- ■痔核と鑑別すべき良性疾患 ……… 138
  - 直腸粘膜脱
  - WHA（Whitehead anus）
  - 直腸静脈瘤
- ■痔核と鑑別すべき悪性疾患 ……… 139
  - 肛門部悪性黒色腫
  - 肛門癌
  - 直腸癌
- ■肛門周囲膿瘍 ……………………… 140
  - 肛門周囲膿瘍（ⅡLA）
  - 直腸・肛門周囲膿瘍（ⅢLA）
- ■痔　瘻 ……………………………… 140
  - 痔瘻（ⅡLS，ⅢB，裂肛原発）
  - 乳児痔瘻
- ■痔瘻と鑑別すべき疾患 …………… 141
  - 肛門部粉瘤
  - クローン病の肛門病変
  - 膿皮症
  - 痔瘻癌
  - 毛巣洞
- ■裂　肛 ……………………………… 142
  - 急性裂肛
  - 慢性裂肛
  - 随伴性裂肛
- ■裂肛の関連疾患 …………………… 142
  - 肛門ポリープ（裂肛性）
  - Skin tag（皮垂）
- ■直腸脱 ……………………………… 143
- ■肛門狭窄 …………………………… 143
- ■感染性疾患 ………………………… 144
  - 肛門周囲皮膚炎
  - 真菌性皮膚炎
  - 肛囲尖形コンジローマ
  - 肛囲扁平コンジローマ

＜最近の肛門疾患治療のトピックス＞
Day surgery について ……………………………………………………………………133

松島　誠，長谷川信吾，香取　玲美

索　引 ……………………………………………………………………………………145

1 直腸・肛門病変の診察について

> ❋**内科医にひとこと**
>
> 定型的な問診後,速やかに視診と指診を行う.
> 想定できる疾患を絞り込んで,関連する質問をしながら診断を進めていく.
> ・緊急的・准緊急的な治療を必要とするのか否かを診断する.すなわち,強い疼痛や腹痛,発熱,貧血症状を呈するものには外科的な処置を要するものがある
> ・症状が増悪しているのか緩解か,排便やある特定の動作により惹起されるのか,持続的なのか
> ・そのほか排便に関することで排便回数,排便にかかる時間,便の性状などが重要な基本情報である.
>
> 疾患の病態を知って,視診および指診の繰り返しと想像力が診断の精度を高めていくものである.

はじめに

　下血や便秘・下痢,残便感のほか肛門周囲の疼痛や腫脹,脱出,違和感,瘙痒感などを訴える症例では大腸疾患と肛門疾患を疑って診療を行う.実際の診察室では専門的な診療器具の準備と同時に患者自身の恐怖心や羞恥心を考慮した特殊ともいえるいくつかの配慮を必要とする.

　診察室は通常の診察台のほかに光源,肛門鏡,手袋,ゼリー,ガーゼなどの器具を準備する.下半身の診察になるので患者のプライバシーへの配慮はもちろんのこと,下着を下ろすだけで済むような体位を選択し,身体を覆うタオルの準備などとともに診察は必ず看護師を伴って行うことが肝要である.診察の体位は砕石位か右または左側臥位で行われるが,羞恥心に配慮してもっぱら側臥位が選択されるものと考える.

　直腸肛門疾患の診察は,① 問診,② 視診,③ 直腸肛門指診,④ 肛門鏡診,⑤ 硬性直腸鏡または直腸内視鏡検査,⑥ 疾患別各種検査,によって行われる.

I　問　診

　直腸肛門の診察は一般内科診察と同様に問診から開始する.当院で使用している専用の問診票を示す(**図Ⅰ-1**).肛門疾患は患者の自覚する症状やその程度,時間的推移などが比較的明瞭であり,同時に疾患ごとの発生や病態が特徴的であるため的確な問診だけで大方の診断が可能であることが多い.以下,問診票に沿って解説する.

1. 直腸・肛門病変の診察について

CPU№		肛門疾患問診票		平成　年　月　日
フリガナ		才	男女	配偶者（有・無）
氏名　　　　　　　　殿				職業
現住所　〒			TEL	

いちばん気になることをお書き下さい			かゆみ	1．ない	2．ある（少し、非常に）
				1．時々	2．いつも
				3．夜間	4．排便時
			排便の時肛門が出っぱりますか	1．ない	2．ある
				いつから（　　　　　　　　）	
				1．排便時だけ	2．しゃがんだ時
痛みはありますか	1．ない	2．ある		3．歩いた時	4．いつも出ている
	いつから（　　　　　　　　）			もどり具合	1．自然にもどる
	いつ	1．排便の時			2．指でもどす
		2．排便のあと			3．もどらない
		3．排便と関係なく	はれ	1．ない	2．ある
	程度	1．軽い		いつから（　　　　　　　　）	
		2．重苦しい	下着が汚れますか	1．ない	2．ある
		3．ひりひりと		いつから（　　　　　　　　）	
		4．ズキズキと激しい痛み		1．膿	2．粘液
				3．粘血液	4．わからない
出血はありますか	1．ない	2．ある	普段の便通はいかがですか	1．規則的	2．不規則
	いつから（　　　　　　　　）			回数　　　　日　　　　回	
	いつ	1．排便時だけ		排便所要時間　　　　分くらい	
		2．排便時以外も		便の性状	1．普通便　2．軟便
	程度	1．紙につく			3．硬い便　4．細い便
		2．ぽたぽた落ちる		排便状態	1．普通　2．下痢気味
		3．走り出る			3．便秘気味　4．便秘下痢をくり返す
		4．血の固まりが出る		残便感	1．ない　2．ある
	どの様な	1．まっ赤な色		普段、下剤をお使いになっていますか	
		2．黒っぽい色		1．ない　2．ある（薬品名　　　　　）	
		3．便に血がついて	腹痛	1．ない　2．ある：いつから（　　　）	

裏も御記入下さい

松島病院

図Ⅰ-1　問診票

> **Point ≪問　診≫**
> - 疼痛に関する問診では，排便との関連性，疼痛の種類と程度，増悪か緩解しているかなどがポイントとなる．
> - 出血の色調は一般的に，肛門の出血は鮮血で凝血を伴わない．直腸の出血は暗赤色を示すが，速やかに内視鏡検査を行うのが望ましい．
> - 脱出には，肛門内に還納できるものと常時脱出して還納できないものの2種類がある．
> - 下着の汚れの元となる分泌物は，肛門からのものと肛門周囲の皮膚からのものがある．

1．疼　痛

　疼痛に関する問診では排便との関連，疼痛の種類と程度，増悪か緩解しているかなどがポイントとなる．歯状線を境に直腸側には痛覚神経が分布しないため，肛門管より口側直腸の疼痛は直腸周囲膿瘍や宿便に伴う鈍痛や重圧感であることが多く，内痔核や直腸粘膜病変は基本的に無痛である．疼痛を引き起こす肛門疾患としてはおもに裂肛，血栓性外痔核，肛門周囲膿瘍があり，そのほか肛門癌，進展した直腸癌などがあげられる．内痔核は通常痛みを伴わないが肛門管内に嵌頓や血栓の形成，随伴性裂肛などを合併したときに痛みを生ずる．裂肛の疼痛は排便によって惹起され，瘙痒感程度から身動きできないほどのものまでさまざまで，ほとんどは数分から2〜3時間で時間の経過とともに軽快していく．時に排便後しばらくして疼痛が出現するものがあるが，いずれにせよ肛門括約筋のスパスムに伴うもので入浴などにより括約筋の攣縮が収まると緩和される．痛みが持続的で徐々に増悪する場合は膿瘍や腫瘍の形成を疑う．そのほか突発性直腸痛，肛門挙筋症候群，仙骨神経症候群など器質的な病変を伴わない疼痛もある．

　直腸疾患：基本的に歯状線より口側の粘膜部は自律神経支配であり痛覚はない．疼痛をきたす直腸疾患としては上記のような器質的変化を伴わないもののほかに，直腸周囲に進展した膿瘍や rectal impaction などがある．

　痔　核：内痔核は直腸末端，歯状線より口側に発生するため疼痛をきたさない．嵌頓や血栓形成，随伴性裂肛，炎症などによって疼痛は惹起されることがある．繰り返しになるがその大小にかかわらず内痔核は基本的に無痛である．

　裂　肛：程度の違いはあるが多くの場合痛みを伴う．疼痛は排便によって引き起こされ，ごく短時間から長いものでは数時間にわたるものまでさまざまである．入浴などで軽減消失する．

　痔　瘻：基本的に無痛であるが，炎症や膿瘍形成をきたしたときや，まれではあるが痔瘻癌を発症したときに疼痛をきたす．

　痔瘻の急性炎症期である肛門周囲膿瘍や直腸肛門周囲膿瘍は特徴的な疼痛の症状を呈する．その痛みは持続的で増悪傾向を示し，排便や入浴などではあまり変化せず，坐位もとれず歩行困難をきたすこともある．悪寒発熱など感冒様症状を呈するものもある．

2．出　血

　下血は大腸疾患，肛門疾患ともによくみられる症状である．問診上の血液の色だけで出血部位を判断するのは困難であるが，一般的には肛門からの出血は排便時のいきみによる静脈圧の上昇に伴って起こり，排便終了とともに止血するので鮮血で凝血を伴わず，直腸の出血は一時的にでも直腸内にとどまるため暗赤色を示すことが多い．直腸の観察で直腸内にたとえ少量でも血液を認めた場合は，大腸疾患を疑って内視鏡検査を行う．

　直腸疾患：一時的に直腸内にとどまった後に排出されるので，多くは暗赤色であり便や粘液に混じったり，凝血を認める．色調や量などは患者の主観であるため速やかに内視鏡などで観

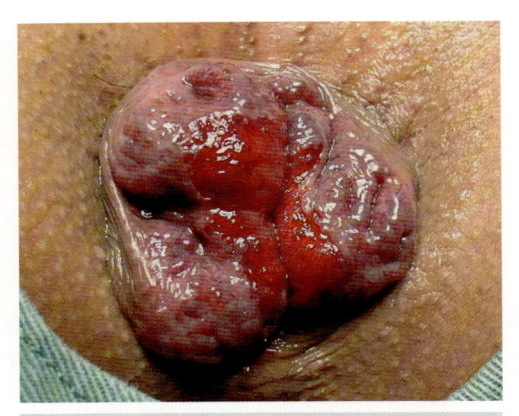

図Ⅰ-2　脱出したⅢ度の内痔核

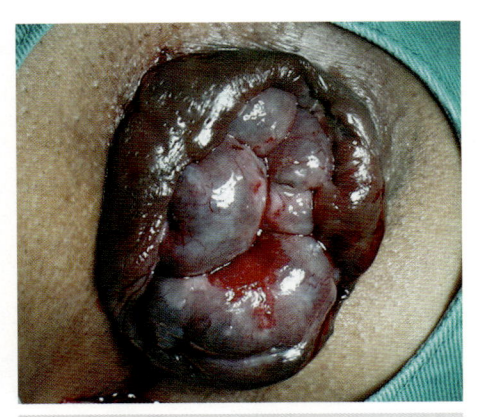

図Ⅰ-4　嵌頓痔核

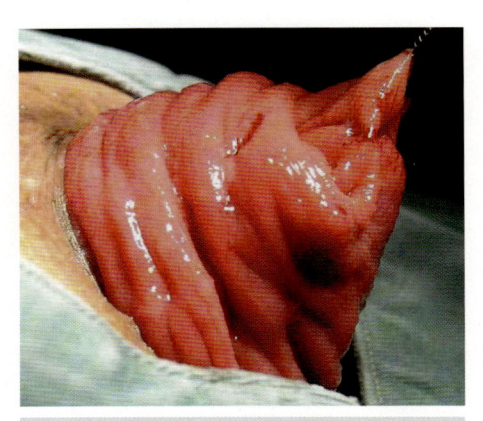

図Ⅰ-3　完全直腸脱

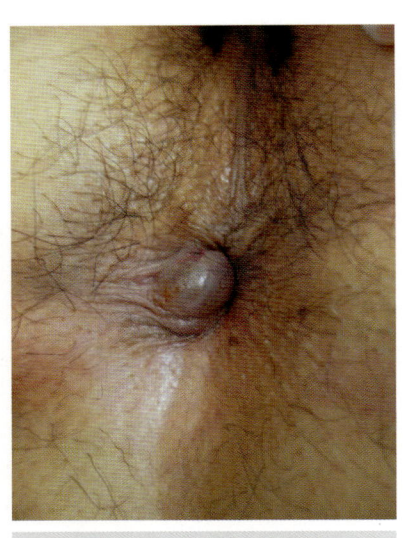

図Ⅰ-5　血栓性外痔核

察することが望ましい.

　痔　核：痔核の出血は排便時に紙に付着する程度のものから便器に滴下, 音を立てて噴出するものまでさまざまである. 出血は排便時のいきみに伴ううっ血によって起こるため, 直腸内に血液を認めたり排便時以外に出血することはまれである. 多めの出血が持続すると軽度～重度の貧血をきたし, それに伴う動悸や眩暈, 易疲労性などの症状を訴える. 排便時以外に認められる出血は嵌頓痔核や常時脱出する直腸粘膜, 自壊した血栓性外痔核などで認められる.

　裂　肛：基本的に紙に付着する程度の出血がほとんどであるが, 滴下する出血や便に筋状の血液が付着する場合もある. 排便時以外の出血はまれで, 硬便の排出や頻回の下痢に伴って出血するものが多い.

　痔　瘻：通常, 出血は認めない. 瘻管や二次口, 原発口部などの炎症や軽度の膿瘍形成などで排便に関係しない血性の滲出液や膿を認めることはあるが, 鮮血や滴下するような出血はまれである.

3．脱　　出

　脱出を主訴とする疾患には, 肛門内に還納できるものと常時脱出して還納不可能なものがあり, 前者にはGoligherの内痔核分類ⅡまたはⅢ度以上の内痔核（図Ⅰ-2）, 肛門ポリープ, 直

> **Point ≪視　診≫**
> ● 視診だけで診断できる疾患も多い．

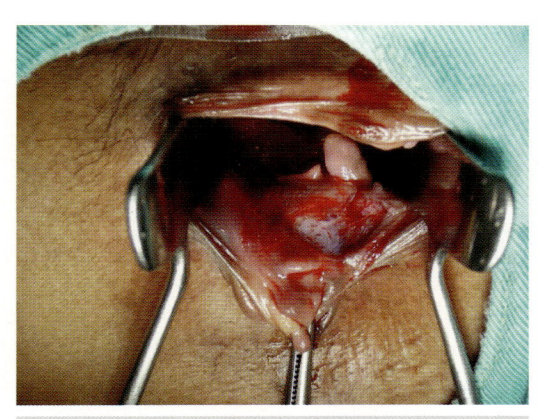

図Ⅰ-6　慢性裂肛
●見張りいぼ，肛門潰瘍肥大乳頭を認める．

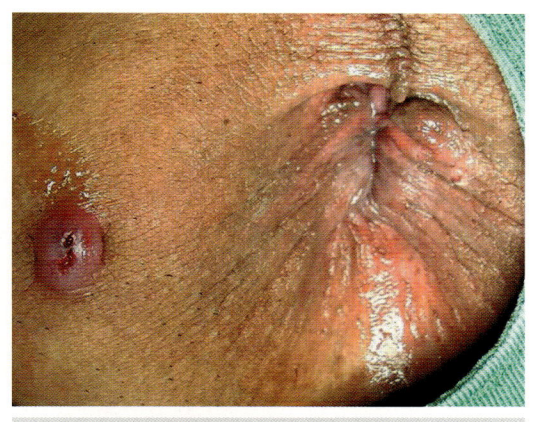

図Ⅰ-7　痔瘻の二次口

腸ポリープ，直腸粘膜脱，直腸脱（図Ⅰ-3）などがある．後者にはⅣ度の内痔核，嵌頓痔核（図Ⅰ-4），外痔核，血栓性外痔核（図Ⅰ-5）がおもなものである．脱出するという患者の訴えがあって肛門診察で確認できないときは，排便時と同様にトイレなどでいきませて患部を観察する方法（怒責診，脱出検査などと呼ばれる）も有用である．

4．下着の汚れや排便に関連しない分泌物

会陰部肛門周囲の皮膚や下着の汚染は，肛門内からのものと肛門周囲の皮膚の病変によるものがある．肛門内からのものは，内痔核や肛門また直腸ポリープ，直腸粘膜などの肛門外への脱出や肛門癌，肛門潰瘍，肛門の術後変形や括約筋機能低下などで起こる．肛門外のものでは痔瘻の二次口，毛巣洞，尖形コンジローマ，化膿性汗腺炎，膿皮症，そのほか各種肛門周囲皮膚疾患などが原因として考えられる．

Ⅱ　視　診

視診は肛門辺縁から左右坐骨結節，会陰外陰部，尾骨部の範囲を診察し，肛門の変形や皮膚の色調変化，腫脹，手術瘢痕などに注意する．視診だけで診断できる疾患も多い．

直腸疾患：直腸脱では脱出腸管や弛緩開大した肛門およびその周囲皮膚の色素沈着を認める．慢性裂肛，直腸ポリープ，直腸粘膜脱，ホワイトヘッド手術後粘膜脱なども視診できる．

痔　核：脱出したままの内痔核や嵌頓痔核，外痔核のほかに比較的大きな内外痔核では肛門縁の上皮が肛門内に引き込まれる traction sign を観察できることがある．

裂　肛：慢性裂肛の見張りいぼは肛門縁部に観察でき，肛門正中（12時，6時方向）に発生するものが多い（図Ⅰ-6）．

痔　瘻：痔瘻の二次口や，膿瘍形成による発赤腫脹を観察できる（図Ⅰ-7）．二次口や膿瘍は複数個の場合もある．

その他：化膿性汗腺炎，膿皮症，壊死性筋膜炎，毛巣洞，尖形コンジローマ，肛門部梅毒性

> **Point ≪直腸肛門指診≫**
> ● 指診は下部直腸および肛門科領域の診断には大変有効である.
> ● 肛門から直腸に挿入した示指で行う方法と，挿入した示指と外側の拇指とで挟むようにして行う双指診の両方法を併用する.

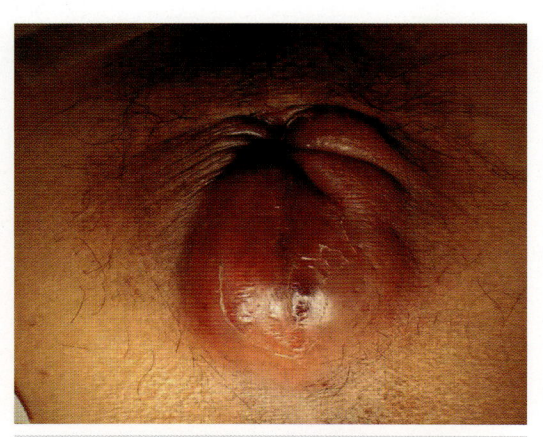

図Ⅰ-8 低位筋間膿瘍

図Ⅰ-9 直腸肛門周囲膿瘍の発生部位

裂創，悪性黒色腫，Paget 病などがある.

Ⅲ 直腸肛門指診

　直腸肛門指診は肛門から直腸に挿入した示指で行うものと，この挿入した示指と外側の拇指とで挟むようにして行う双指診の両方法を併用して行う．指診は下部直腸および肛門科領域の診断には大変有効な診察技術である．

　その手順は潤滑剤を十分につけた示指で皮下外括約筋外側縁または内外括約筋間溝に沿って軽く全周に触診し，同時に肛門の緊張を取り除くようにする．極度の緊張や疼痛を与えると肛門括約筋のスパズムを惹起させて診察自体が困難になるので，患者に質問など声をかけながら示指の腹で肛門縁側方を圧迫するように示指をゆっくり挿入し，肛門縁→肛門管→肛門管上縁→直腸膨大部の順で観察する．括約筋の緊張が強い場合には挿入動作を止めて筋の弛緩を待ってから進めるか排便するようにいきませてみる

ことも有効である．疼痛が強度の場合は局所麻酔または硬膜外麻酔下に診察を行う．直腸膨大部では前立腺，子宮頸部，仙骨，尾骨尖，左右坐骨結節，肛門挙筋などの骨盤底筋群を目安としながら診察する．

直腸疾患：直腸の腫瘍性病変や直腸潰瘍粘膜病変，直腸の重積，壁外の腫瘍や隣接臓器などを触知することができる．

痔　核：内痔核は直腸肛門部の正常構造であるため，基本的に直腸診では触知できない．浮腫や血栓形成，Ⅲ度以上の内痔核で長期経過の後に線維化したものでは触知可能な場合もある．

裂　肛：急性裂肛は触診で触れることはできないが，慢性化して潰瘍化したものや肥大乳頭を形成したものは触知できる．疼痛のため指診が困難な例や内括約筋や肛門管全周の緊張や伸展不良や肛門管上皮の硬化を認める．

痔　瘻：正常な肛門括約筋や粘膜は均一な構造であるため，その中にわずかでも硬結などを

> **Point ≪肛門鏡診≫**
> ● 肛門内部のいわゆる外科的肛門管（肛門管内および歯状線より2～4 cm口側）の範囲を観察する．
> ● ある程度慣れを必要とし，疼痛の強い例や狭窄例では使用困難である．

触れたときは異常所見と考え確認する必要がある．ほとんどの瘻管は歯状線部を起点として肛門周囲皮下や粘膜下，筋層内に触れることができるので，その範囲や型を判定する．外括約筋を貫いている痔瘻は上記の双指診を行って判断する．

肛門周囲膿瘍：痔瘻よりも自覚症状が明確で特徴的であり診断しやすいものであるが，強い疼痛を伴うものが多い．比較的浅部の膿瘍では肛門周囲の発赤・腫脹を認め皮下に波動性のある腫瘤を触知する（図Ⅰ-8）．高位筋間膿瘍のような深部の膿瘍は視診で変化を認めなくとも直腸内に触知でき，さらにそれを圧迫することで痛みを訴えるのでそれと判断できる．双指診では坐骨直腸窩膿瘍や低位・高位筋間膿瘍の範囲・広がりを判断できる（図Ⅰ-9）．

Ⅳ 肛門鏡診

肛門鏡を用いて肛門管内および歯状線より2～4 cm口側のいわゆる外科的肛門管の範囲を診察するもので，外来診療では通常"二枚貝式"といわれているストランゲ型（図Ⅰ-10）と"筒型"のケリー型（図Ⅰ-11）が一般的に使用されている．ストランゲ型は閉じた状態で肛門管に挿入し観察側皮膚を外方へ牽引しつつゆっくりと開き，肛門鏡先端で内痔核をすくうように脱転させて観察する．この操作を3～4回繰り返して全周に観察を行う．痔核だけではなく，移行上皮歯状線部の病変，裂肛などの肛門管上皮の病変などが観察可能であるが，ある程度慣れを必要とし疼痛の強い例や狭窄例では使用困難である．ケリー型は口径に大小があり挿入が簡単でストランゲ型より深部の観察ができ，またスリットが付いたものは視野も大きく処置を行う際には有用である．肛門鏡診は観察や診察に慣れが必要であるため，指診までにとどめることもある．

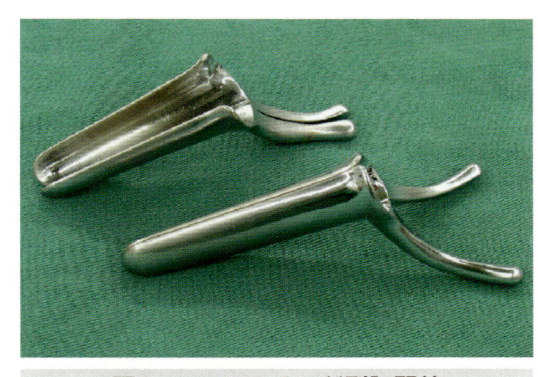

図Ⅰ-10　ストランゲ型肛門鏡

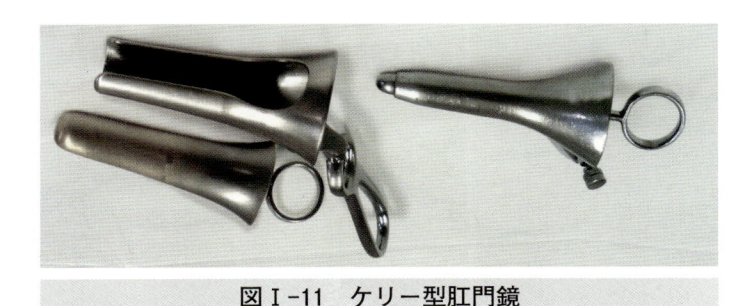

図Ⅰ-11　ケリー型肛門鏡

> **Point ≪直腸鏡・内視鏡診≫**
> - 直腸肛門部の診察に必要な検査法である．
> - S状結腸までの観察であれば，前処置は浣腸のみで検査が可能である．

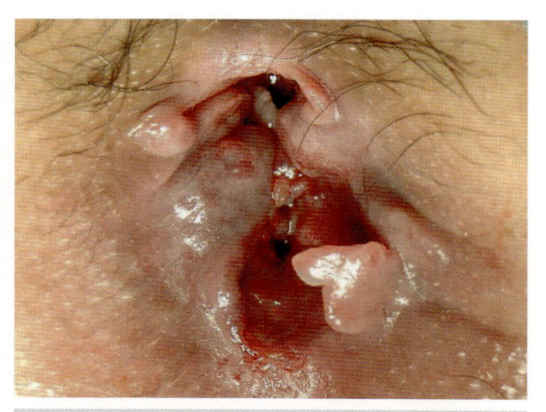

図 I-12　クローン病の肛門潰瘍
● 潰瘍周堤が浮腫状の下掘れ潰瘍

痔　核：肛門内にとどまる Goligher 分類 I～III度のものが診断できる．ストランゲ型を使用して内痔核の診断を行うと，I度の内痔核では肛門鏡先端で手前にすくうようにしても不動である．II度では手前に出てはくるが肛門鏡を外すと速やかに還納する．III度は用指的に戻す必要がある．観察時に痔核表面から出血する場合があるが肛門鏡を抜けば止血する．

裂　肛：肛門管上皮の縦方向の裂創を，多くの場合，肛門6時方向に（側方や女性では前方にできるものもあるが）観察できる．慢性化傾向のあるものでは潰瘍化した裂創や肥大乳頭を見ることができるが，疼痛を伴う場合が多く，鎮痛座薬，局所麻酔薬入り潤滑剤などを使用して恐怖心を抱かせないように施行する．クローン病に合併した肛門潰瘍は多発性で浮腫状の辺縁や下掘れ状潰瘍を呈し，歯状線を跨ぐものもあるがその大きさの割に疼痛は比較的軽度である（図I-12）．

痔　瘻：痔瘻の診断において肛門鏡診の役割は少ないが，原発口が歯状線部に深い肛門陰窩として観察されたり，時に原発口から膿が流出するのを観察できる症例がある．

V　直腸鏡・内視鏡診

　直腸肛門部の診察には上記のものと同時に，硬性直腸鏡または大腸内視鏡による観察も必要である．硬性直腸鏡では直腸下部から直腸S状部，S状結腸下部まで観察可能であるが，現在では大腸内視鏡の普及に伴って使用頻度は低下してきている．しかし一連の肛門診察のなかで直腸下部・上部の腫瘍性病変や粘膜面の観察とともに，壁に付着した便や血液を観察できるという点では有用である．S状結腸までの内視鏡検査は浣腸のみの前処置で簡単に行うことができるので，直腸肛門の診断には不可欠の検査であるといえる．内視鏡の死角になりやすい直腸下部は内視鏡の反転で直腸下部，内痔核，歯状線，移行上皮帯，肛門ポリープ，時に痔瘻の二次口などを観察できる．

VI　その他の検査

1．超音波検査

　経肛門的超音波検査は，視診や双指診などで診断が困難なものや不明瞭なものに対して有用で，なおかつ簡便・低侵襲な検査である．痔核，裂肛にはまったく無効であるが直腸肛門周囲の壁内病変の診断に有効で，膿瘍の局在や範囲の診断はもちろん痔瘻の走行や時には痔瘻の原発口の位置の判定や，深部痔瘻と呼ばれる坐骨直腸窩痔瘻や骨盤直腸窩の病変の診断も可能である．プローブにはラジアル型とリニア型があり，それぞれの機能特性を理解して使用されて

> **Point ≪その他の検査≫**
> ● 超音波検査は，視診や双指診などで診断困難・不明瞭な病変，直腸肛門周囲の壁内病変の診断に有効である．

いるが，両方の機能を1本のプローブにもたせ三次元のイメージ画像を構築できるものもある．

2．MRI

肛門科領域ではMRIは骨盤直腸窩痔瘻や複雑な進展を示す深部痔瘻，痔瘻癌など通常の診断では十分に掌握できないものに対して使用される．

3．瘻管造影

直腸膣瘻や直腸膀胱瘻，直腸尿道瘻などでは有効であるが，通常の痔瘻の診断には有用性は低いと考えられている．

4．排便造影検査

排便時の直腸，肛門，骨盤底の動きを直腸内に注入した模擬便を使用して透視する検査方法である．直腸肛門に起因する排便障害であるrectocele（直腸瘤），直腸重積，直腸脱，骨盤底筋群の脆弱による会陰下垂症候群，anismusなどの診断に用いられる．

おわりに

直腸肛門疾患は消化器診療においては日常的なものであり，その患者はさまざまな自覚症状で受診する．出血，疼痛，腫脹，のほか脱出，瘙痒，熱感，失禁などの多様な症状で，その診察は①問診，②視診，③直腸肛門指診，④肛門鏡診，⑤内視鏡診で行われるが，痔の自覚症状はその発生や程度，経時的変化が比較的明瞭で，さらに直接患部を触診，観察できる点で正確に診断しやすい疾患であるともいえる．正しい診断のもとに適切な治療を行うことが必要で，座薬を漫然と投与したり，不要な手術を施行することがあってはならない．内視鏡検査は基本的に必須のものであり，常に行えるように準備をしておく．

（松島　誠，岡本康介，長谷川信吾）

2 炎症性腸疾患

1. Crohn病に合併する肛門病変

> ❋内科医にひとこと
> Crohn病症例を診察する際には，高率に肛門病変が合併することを念頭に置き，合併例では肛門病変とCrohn病との関連性を診断する．治療は外科治療の併用が必要であり，内科医と外科医が協力して行う．

はじめに

Crohn病には，痔瘻をはじめとする肛門病変が高頻度に合併することが知られている．直腸肛門病変は疼痛，分泌物などの症状によりQOLを低下させるため，Crohn病の治療上そのコントロールは重要である．一方，若年者に多い本症では肛門部の診察が行われにくく，その存在や病態が正確に把握できていない場合も多いと考えられる．

本稿ではCrohn病に合併する痔瘻を中心として病態，診断，治療法，予後などについて述べたい．

I 病態

Crohn病に合併する肛門病変には，Crohn病との関連があるものとないものがあり，Hughesらは表II-1[1)]のように分類した．primary lesionはCrohn病の肛門病変であり，secondary lesionはprimary lesionからの機械的，物理的，感染性合併症として続発する病変とされ，この二者がCrohn病と関連がある病変である．incidental lesionはCrohn病と関連がなく生じた病変である．Crohn病との関連の有無で治療法や経過が異なるため，両者の鑑別が必要で，鑑別にはprimary lesionの有無が決め手となる．

もっとも頻度の高い痔瘻でみると，Crohn病と関連のない通常型痔瘻はcrypt glandular infectionが原因で，原発口が歯状線上にあり，後壁に単発で生じることが多い．一方，Crohn病に関連のある痔瘻は，primary lesionであるcavitating ulcerや裂肛が内肛門括約筋に達し，感染した分泌物が肛門括約筋や坐骨直腸窩に広がり，膿の貯留など機械的閉塞が加わって生じる．原発口の位置は歯状線とは限らず，二次口も後壁以外の側壁，前側にも生じ[2)]，瘻管は枝分かれして多発する特徴がある（図II-1）．

American Gastroenterological Associationでは通常型痔瘻の分類を応用しながら，瘻管の拡がりと病変によりsimple fistulaとcomplex fis-

2. 炎症性腸疾患

> **Point ≪病　態≫**
> ● Crohn 病に合併する肛門病変には，Crohn 病に関連のある病変と関連のない病変がある．前者には Crohn 病自体の病変（primary lesion）と，それに引き続いて生じる病変（secondary lesion）がある．関連性の有無を把握することがもっとも重要である．

表Ⅱ-1　Crohn 病の肛門病変

Primary lesions	Secondary lesions	Incidental lesions
Anal fissure	Skin tags	Piles
Ulcerated edematous pile	Anal/rectal stricture	Perianal abscess/fistula
Cavitating ulcer	Perianal abscess/fistula	Skin tags
Aggressive ulceration	Anovaginal/rectovaginal fistula	Cryptitis
	Carcinoma	

〔文献 1）より引用〕

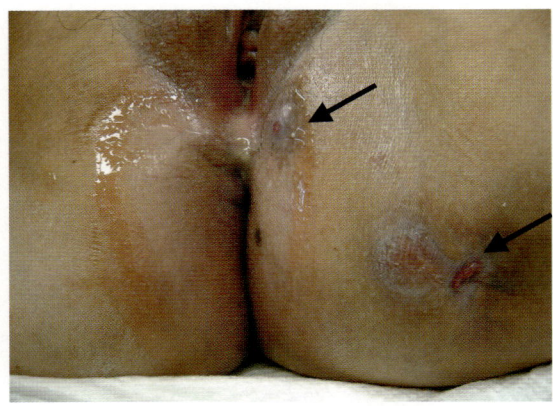

a：多発する二次口（矢印）．本症例は膣瘻も合併していた．

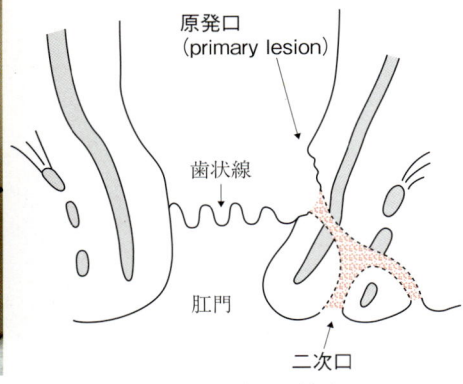

b：primary lesion から生じ，枝分かれし，二次口が多発する．

図Ⅱ-1　Crohn 病に関連のある痔瘻（secondary lesion）

tula に分類している．前者は intersphincteric, low trans-sphincteric fistula で開口部が一つ，かつ膿瘍や狭窄のないもので，後者はそれ以外の fistula である[3]．この分類は比較的簡便で，両者で治療効果に差があるため利用されている[4]．

直腸肛門狭窄は secondary lesion で，Crohn 病の全層性炎症，膿瘍，瘻孔形成の繰り返しによって線維化をきたして生じる．

直腸膣瘻は cavitating ulcer から生じる secondary lesion で，肛門管直上の ulcer から直接膣後壁に瘻孔を形成する型と，肛門管上部の ulcer から瘻管が直腸膣中隔を上行して瘻孔を形成する型がある．

以上のように，Crohn 病に合併する肛門病変には成因や拡がりから種々の病態があり，治療前にこれらを把握することが必要となる．

> **Point** ≪診　　察≫
> ● Crohn 病症例を診察する際には，肛門病変の合併の可能性を考慮し，同部の診察を行うことが重要である．

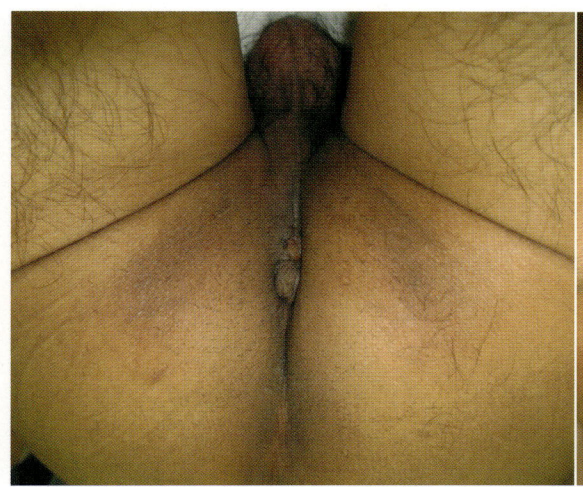

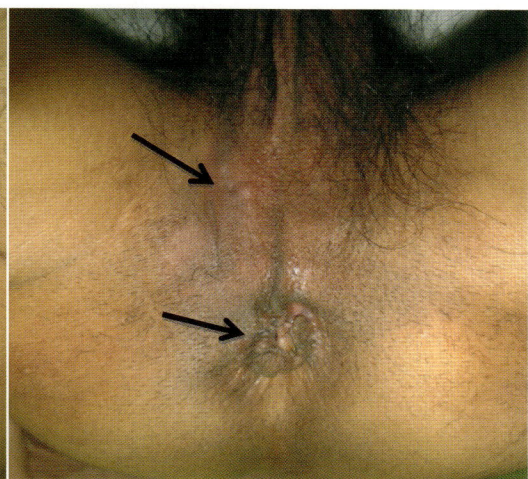

a：体位をとるだけでは，肛門とその周囲の観察は十分に行えない．

b：診察時は肛門縁が十分観察できるように臀部の皮膚を外側に牽引すると，肛門および二次口が明瞭に観察できる

図Ⅱ-2　Crohn 病症例の肛門部の診察

Ⅱ　診　　察

　Crohn 病症例を診察する際は，高率に肛門病変が合併することを念頭に置く．痔瘻，肛門周囲膿瘍などの既往や incontinence の有無などについて聴取し，既往歴や自覚症状がない場合もできるだけ肛門部の診察を行う．本症では若年者が多く，肛門病変の合併例では外観の変化，分泌物，疼痛などがあるため，診察時には患者の心情を考慮し，privacy の保護に留意する．診察は肛門部を十分に展開できる仰臥位，あるいは左側臥位で行い，臀部を外側に牽引し，肛門縁まで展開して観察する（図Ⅱ-2）．続いて直腸肛門指診や肛門鏡を行い肛門括約筋の tonus を調べる．裂肛，痔瘻，膿瘍，膣瘻，狭窄などで強い痛みを伴う場合は無理をせず，準備をして麻酔下に診察を行ってもよい．痔瘻では二次口の個数や位置，硬結，圧痛，tract の走行，一次口の位置，膿瘍の有無，primary lesion を含む直腸病変について観察する．直腸膣瘻では膣直腸双合診，直腸内に注入した色素の膣内に挿入したタンポンやガーゼへの付着などで存在診断を行う．近年，Crohn 病に合併した直腸肛門癌の報告が増加しつつあり，とくに長期経過例では注意を要する[5]．

Ⅲ　画像診断

　上記の診察で，肛門病変を診断あるいは疑う場合には，腸管病変と肛門病変の存在と拡がりを評価するため，内視鏡，注腸造影，MRI，超音波内視鏡，CT などの画像診断を行う．

1．内視鏡・注腸造影検査

　内視鏡検査は直腸病変の評価にもっとも有用である．内腔の観察に有利である半面，瘻孔な

2. 炎症性腸疾患

> **Point ≪画像診断≫**
> - 内視鏡，注腸造影，MRI などを組み合わせて行う．

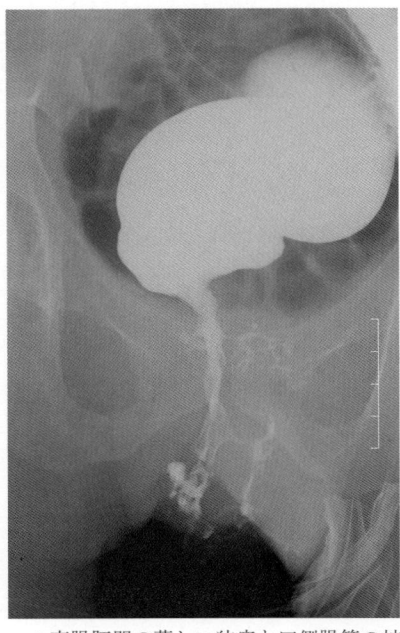

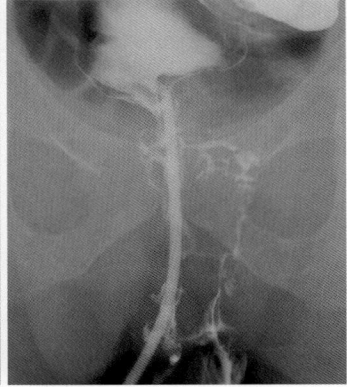

a：直腸肛門の著しい狭窄と口側腸管の拡張，狭窄部から多発する瘻管を認める

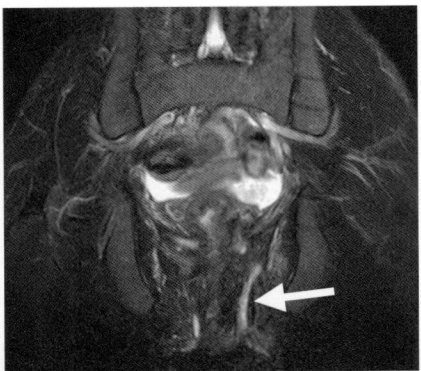

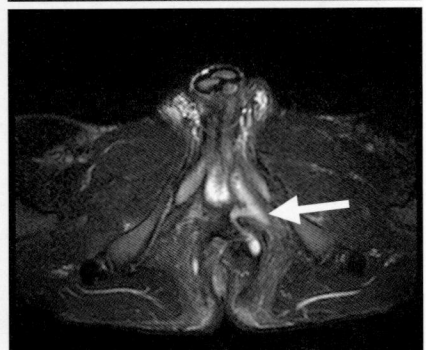

b：T2 強調，脂肪抑制像で，高信号に描出された瘻管を認める（矢印）
（上：前額断，下：水平断）

図 II-3　注腸造影と MRI 像

ど壁外に伸展する病変が観察できず，疼痛が強い例や狭窄例に施行できないという欠点もある．

注腸造影検査は，狭窄や疼痛がある例でも細いカテーテルを用いて施行可能である．立位も織り交ぜて体位変換を行い直腸内に造影剤を貯留させ，狭窄合併例などではカテーテルを引き抜きながら下部直腸から肛門管に造影剤を注入するなどの方法で，潰瘍，裂孔などの直腸病変，直腸肛門狭窄の程度や範囲，口側腸管の拡張の有無，腸管から伸展する瘻管が描出できる（図 II-3a）．

内視鏡や注腸造影検査で，内腔に圧がかかると瘻管内に腸管内容が圧入され，検査後に発熱や炎症反応の悪化をきたすことがあり注意する．

2. MRI

MRI は疼痛，狭窄などがある症例でも施行でき，痔瘻の瘻管の走行，膿瘍の有無などの描出に優れ，多断面での観察が容易である．とくに，T2 強調，脂肪抑制像で，瘻管・膿瘍が高信号として描出され，周囲とのコントラストにより認識しやすい（図 II-3b）．CT は簡便に施行でき，

> **Point ≪治療≫**
> - 治療の基本は内科治療で，適宜外科治療を併用する．
> - 内科治療の中心は抗生剤，免疫調節剤，抗TNFα抗体である．
> - 肛門病変のコントロールには直腸病変の加療が必須である．
> - 内科治療，局所外科治療が奏効しない場合は，人工肛門造設，直腸切断術を行う．
> - 直腸肛門病変は人工肛門造設で改善しても，人工肛門を閉鎖すると再発する場合が多いため，人工肛門閉鎖は困難である．

痔瘻の瘻管，膿瘍の描出が可能であるものの，肛門管以下の瘻管の描出においてMRIのほうが優れる．

IV 治療

Crohn病の肛門病変に対する治療の基本は内科治療であるが，たとえば，肛門周囲膿瘍では内科治療のみでなく切開排膿を行うように，適宜，外科治療を併用することで治療を効果的にし，QOLを改善する．

1. 内科治療

肛門病変の内科治療には抗生剤，免疫調節剤，抗TNFα抗体がある．詳細は成書に譲り，治療上の留意点のみ記載する．

1）抗生剤

metronidazoleは有効率が34〜50％あるものの[6〜8]，味覚障害，末梢神経障害をはじめとする副作用や内服中止後の再発のため[6]，ciprofloxacinが用いられるようになった．同剤の有効率は約50％である[8,9]．副作用には頭痛，嘔吐，下痢，皮疹があるが，両者を比較したpilot studyでもciprofloxacinのほうが有意差はないものの寛解率，有効率とも高く，副作用などによる治療中止が少なかった[8]．有効性に関するcontrol studyはないものの，抗生剤は比較的副作用が少なく日常的に使用されている．

2）免疫調節剤

azathioprineとmercaptopurineの有効率は，meta analysisで50％[10]，他の報告で33〜80％である[11〜13]．おもな副作用は白血球減少，アレルギー反応，感染，膵炎，薬剤性肝炎である[10]．とくに白血球減少に注意し，投与開始後は1〜2週ごとに末梢血液検査を行う．これらの薬剤は効果発現に時間がかかる場合がある[13]のに対し，cyclosporinは効果発現までの期間が短く，効果は肛門病変や性差，腸管病変などで差がない[14]．80％以上で症状が軽減し，潰瘍治癒や瘻孔閉鎖は25％に認める[14]．治療開始時は静脈内投与で，血中濃度を調節する必要がある．おもな副作用は白血球減少，腎障害，高血圧，肝障害，痙攣発作，手指振戦，頭痛，歯肉炎などである．

3）抗TNFα抗体

抗TNFα抗体の肛門病変に対する投与では，瘻孔の完全閉鎖が0, 2, 6週投与で46％[15]，54週までの維持投与で36％に認めたとされる[16]．本剤は単独使用のみでなく，抗生剤[17]，免疫調節剤[18]や局所外科手術と併用療法が報告され，とくに，痔瘻ではseton法との併施が有効とされる[19,20]．また，直腸腟瘻では54週までの維持投与で閉鎖率が71.4％と報告されている[16]．一方，MRIや超音波内視鏡による検索によると抗TNFα抗体治療で皮膚側の二次口が閉鎖しても瘻管とその内部の炎症が残存しており[17,19,21]，これが瘻孔再発の原因と考えられている．副作用にはinfusion reaction，遅発性過敏症，脱髄性疾患の増悪，心不全の悪化，感染症などがある．

免疫調整剤，抗TNFα抗体では効果があっ

2. 炎症性腸疾患

ても，長期経過や薬剤中止での再燃が指摘されており，長期使用での副作用の有無，治療継続や中止の可否なども含め，今後の検討が必要である．

2．局所外科治療

内科治療により改善がない場合や改善してもQOLが低下している場合には外科治療を併用する．

1）肛門周囲膿瘍

切開排膿が必要である．切開はあまり大きくせず，一次口への瘻管が容易にわかる場合にはsetonを置くが，それ以外ではドレナージのみとする．後に痔瘻が形成された場合には後述の治療を行う．

2）痔　瘻

合併した痔瘻の成因とその広がりによって術式が異なる．すなわち，incidental lesionでは通常の痔瘻と同様にlying openやcoring outを施行する．secondary lesionでは治療によっても再発があり，繰り返す過程で括約筋機能が失われることがあるため，括約筋を温存する術式を選択する．secondary lesionのうち低位筋間痔瘻や坐骨直腸窩痔瘻にはseton法を行い，骨盤直腸窩痔瘻はseton法ではドレナージが不十分なため人工肛門造設を考慮する（**表Ⅱ-2**）[22]．

seton法：setonとは"剛毛"のことで，絹糸，elastic band, plastic tube, Penrose drainなどを瘻管に通して周刺結紮し，持続的ドレナージと瘻管の線維化を促す方法である．徐々にsetonを絞めて瘻管を切開開放するcutting setonもあるが，setonにやや余裕をもたせ，瘻管と周囲の感染をコントロール，肉芽形成を促進し，炎症が改善した部位からsetonを抜去していくnon-cutting drainage setonを施行する施設が多い[22]～[24]．

実際の手術は以下のようである
① 瘻管の走行を術前画像所見も参考にしな

表Ⅱ-2　Crohn病の痔瘻に対する手術術式

1．低位筋間痔瘻
　　単純型，単口
　　　　原発口　後方　　　　：lay open法
　　　　　　　　前方，側方：括約筋温存術
　　複雑型，多発　　　　　　　seton法
2．高位筋間痔瘻
　　原発口，瘻管の搔爬
3．坐骨直腸窩痔瘻
　　seton法
4．骨盤直腸窩痔瘻
　　人工肛門造設

〔文献22）より引用〕

がら，pean鉗子，probeを用いて丁寧に二次口から検索する（**図Ⅱ-4a**）．枝分かれし，複雑に走行する瘻管を見落とさないよう十分に検索する（**図Ⅱ-4b**）．瘻管を貫いて走行を見失わないよう，愛護的に行う．肛門鏡を使用し，一次口の位置を確認し，primary lesionを検索する．

② 瘻管内の搔爬

瘻管内を鋭匙で十分に搔爬し，感染組織を可及的に除去する（**図Ⅱ-4c**）．その際，搔爬によって一次口自体を大きくしないよう注意する．瘻管が長い場合，途中の皮膚を切開して搔爬する．

③ setonの挿入

十分な搔爬のあと，一次口と二次口，二次口間にsetonを挿入する．瘻管の太さに応じてPenrose drain, vessel loopなどを選択する．setonは組織を締めすぎないようにやや余裕をもたせ，断端を周刺結紮する（**図Ⅱ-4d**）．

④ 術後管理

術後早期は排便時の坐浴，消毒を行い，可及的に局所の清潔を保つ．新たな瘻管など感染巣が出現した場合には前述の抗生剤で加療し，効果がなければ再度seton法を施行する．setonは通常3カ月以上留置し，分泌物が減少し，炎症が消褪したら，primary lesionから離れたsetonから順次抜去し，最後にprimary lesion

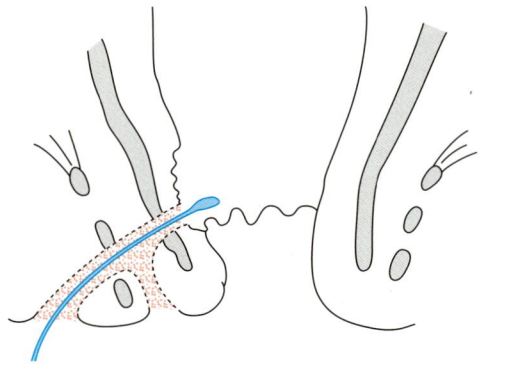

a：二次口から probe（消息子）などを挿入し一次口との交通を確認する

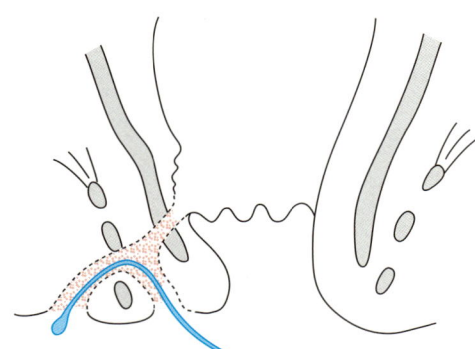

b：一つの一次口から出た瘻管は枝分かれし，複数の二次口を生じ，二次口どうしが交通している場合もあり，ていねいに検索する．

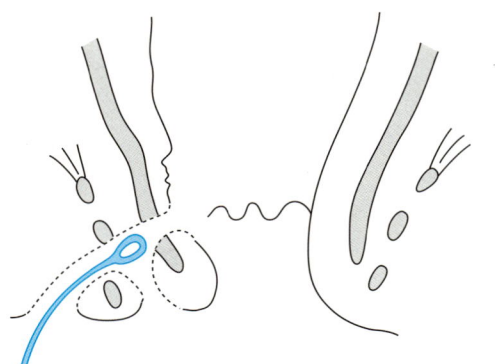

c：鋭匙を用いて瘻管内の感染組織を掻爬する．

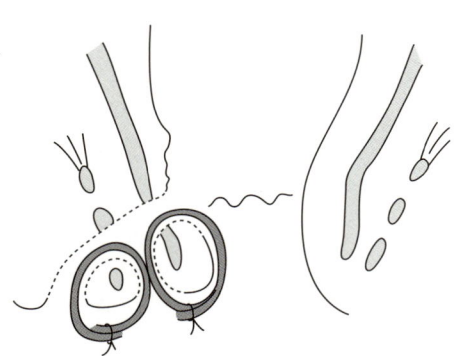

d：seton を挿入し，ring 状になるよう周刺結紮を行う．ring は少し余裕があるくらいにしておく．

図Ⅱ-4　seton 法

に留置した seton を抜去する．感染がなければ瘻管は自然に閉鎖する[22]．

⑤ 術後成績

本法は痔瘻による症状をよく改善し[25]，複雑に多発する瘻管を単純化し，52％の症例で seton の全抜去と瘻管の閉鎖が可能で，社会復帰率が高い[22]．一方，再手術率が 30％前後[22)23)]や 60％以上の報告があり[24]，人工肛門造設を 8.8〜37％に要するため[22)〜24)]，経過中は十分な観察を要する．

3）直腸膣瘻

直腸膣瘻では，膣からの分泌や排ガスが多い場合に外科治療を行う．局所外科治療では経直腸あるいは経膣的にアプローチするが，前者は直腸の炎症が高度な場合や狭窄が強い場合には困難である[26]．瘻孔を切除，周囲を縫合閉鎖し，直腸粘膜から粘膜下組織，あるいは膣壁で作製した flap で瘻孔閉鎖部を被い周囲に縫合する flap advancement が行われることが多い．筋皮弁を使用した修復法の報告もあるが[27]，未だ症例が少ない．瘻孔の原因腸管に深い潰瘍や線維組織があるため，局所修復術の不成功率は決して低くなく[28]，不成功例や直腸病変が高度な例，肛門機能低下例では人工肛門造設を選択するが，その率が 54％との報告もある[29]．

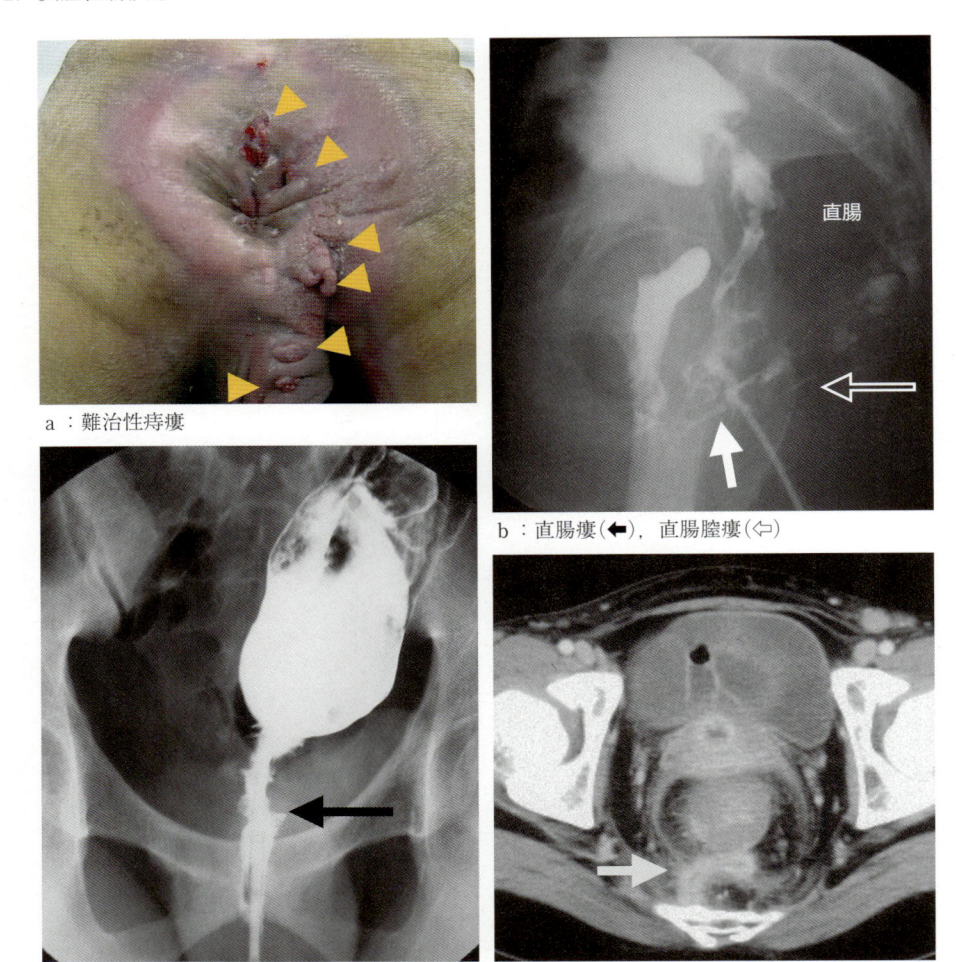

a：難治性痔瘻
b：直腸瘻（←），直腸腟瘻（⇐）
c：直腸肛門狭窄
d：直腸周囲膿瘍

図Ⅱ-5　人工肛門造設の適応となる難治性直腸肛門部病変

3. 内科治療，局所外科治療の成績に影響を及ぼす因子

　内科治療や局所外科治療の効果に影響を及ぼす因子は，治療方針を決定するうえで重要である．肛門病変に対する直腸病変の影響はあるとする報告[2)30)]とないとする報告[31)]があるものの，治療抵抗例や人工肛門造設例には直腸に炎症がある症例が多いとする報告が多く[2)26)32)〜34)]，自験例でも同様で，肛門病変のコントロールには，直腸病変の加療が必須と思われる．
　痔瘻のうち通常型痔瘻の治療効果は secondary lesion としての痔瘻より明らかに良好

で[34)]，上述の simple fistula と complex fistula の分類では，治療法によらず後者の成績が不良の報告が多い[18)21)]．直腸の活動性病変の有無と fistula の二つの分類を重視し，これらで治療のアルゴリズムを示した報告もある[4)]．
　直腸肛門狭窄は拡張によりコントロール可能との報告[26)]もあるが，狭窄合併例では瘻孔，膿瘍の発生率が高く[35)]，予後が不良で人工肛門造設率が高い[36)]．自験例でも，人工肛門造設後も改善せず，直腸切断術となった症例に狭窄と瘻孔の合併が多かった[37)]．また，直腸腟瘻や肛門病変に合併した便失禁も，人工肛門造設率が高

く予後が不良とされている[29)38)].

施行した治療の効果や上記の因子から予後を推測し，QOL が低下している症例では人工肛門造設術や直腸切断術を考慮する．

4．人工肛門造設と直腸切断術

内科治療，あるいは局所外科治療によって改善せず，QOL が低下している症例では直腸肛門病変を空置あるいは切除せざるをえない．このような症例の頻度は本邦では上述のように 8.8～37％である[22)～24)]．

1）人工肛門造設術

難治性直腸肛門病変に対し人工肛門造設術を行った自験 42 例に合併した直腸肛門病変は図 II-5 のようであった．人工肛門造設後 70％以上の症例で自覚症状が改善し，病態別では痔瘻，骨盤内膿瘍，直腸瘻の改善率が高く，肛門狭窄，直腸（肛門）膣瘻の改善率は低かった（図 II-6）[37)]．病変の改善を画像診断などで確認し，人工肛門を閉鎖した 16 例では 90％以上で病変が悪化し，69％に人工肛門再造設を要した（図 II-7）．観察終了時に人工肛門を閉鎖できていた症例は 9.5％であった[37)]．欧米の報告でも，人工肛門造設後早期には肛門病変の改善は 70～80％の症例に認めるものの[39)40)]，経過中に 75％が悪化し[40)]，最終的に人工肛門が閉鎖できた症例は 10～40％と改善率は低い[40)41)]．また，人工肛門造設術後に直腸切断術を要する頻度は 12 年累積で 32％[41)]，68％[40)] と報告されている．

このような結果から，欧米では人工肛門造設術は骨盤内感染や全身状態が不良のためすぐに直腸切断術を行えない症例や，精神的に直腸切断術が受け入れられない症例に適応があると位置づける報告もある[26)]．

自験例では，肛門病変に対して造設する人工肛門は閉鎖が困難で，Crohn 病の人工肛門では腸管病変の影響を受けるため，初めから十分な高さが得られないことや経過とともに陥没することがあるため，loop 式ではなく単孔式人工肛

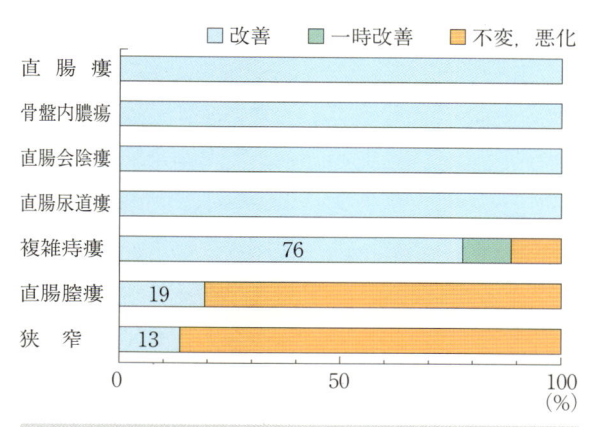

図 II-6 人工肛門造設後，直腸肛門部病変の改善率（n＝42）

〔文献 37）より引用〕

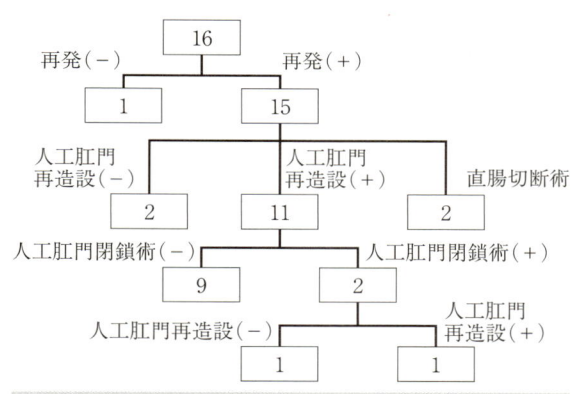

図 II-7 人工肛門造設後に人工肛門閉鎖術を施行した 16 例の経過

● 16 例中 15 例（93.8％）で病変が悪化，または，あらたな病変が出現した．悪化した 15 例のうち 11 例（68.8％，11/16）に人工肛門を再造設し，2 例（12.5％，2/16）に直腸切断術を施行した．　〔文献 37）より引用〕

門とし，可及的遠位腸管に造設する方針としている．

2）直腸切断術

直腸切断術は，本邦では人工肛門造設術後も改善しない肛門病変のため QOL が低下している症例[42)] と直腸肛門癌の合併症例に対して行われる．前者のために直腸切断術を施行した自験 12 例の原因となった病態は，複雑痔瘻，直腸肛門狭窄，直腸瘻，直腸周囲膿瘍，直腸膣瘻など

表Ⅱ-3 直腸切断術後の症状改善率(n=12)

症状	症例数 術前	症例数 術後	改善率(%)
疼痛	12	0	100
発熱	6	0	100
膿性分泌物排出	7	1	86
膣からの便,ガス排出	3	0	100
便失禁	2	0	100
排便困難	2	0	100
神経因性膀胱	1	0	100

〔文献42)より引用〕

であった.75%は人工肛門造設術後に改善のない肛門病変に対して施行し,25%は人工肛門を造設せず,直接,直腸切断術を施行した.直腸切断術後の疼痛,発熱,膣からの便,ガスの排出,便失禁,排便困難などの症状の改善率は高かった(表Ⅱ-3)[42].直腸切断術後の合併症として会陰創の治癒遅延,腹腔内膿瘍,人工肛門関連合併症がある.直腸切断術後の会陰創閉鎖に6カ月(中央値)を要したとの報告にもあるように[33],Crohn病では会陰創治癒に時間を要する.このような治癒遅延の頻度は35~42%である[42,43].さらに,会陰創に分泌物を排出する瘻管(persistent sinus)の形成が8~23%にある[42,44].これらの合併症があるものの自験例では術前未就労,未就学の症例を除く全例が社会復帰しており,QOLの改善は良好である[42].

おわりに

Crohn病の肛門病変には根治的治療はなく,今後の課題が多い.病変を正しく診断し,内科治療と外科治療を組み合わせてQOLの向上をはかることが重要である.

文献

1) Hughes LE, Taylor A：Perianal disease in Crohn's disease. Allen RN(ed)：Inflammatory bowel disease(2nd ed). Churchill Livingstone 1990；351-361
2) 東 大二郎,二見喜太郎,有馬純孝：クローン病の肛門病変—痔瘻,膿瘍症例と腸管病変との関連を中心に.日本大腸肛門病会誌 2001；54：36-43
3) American Enterological Association. American Gastroenterological Association medical position statement：perianal Crohn's disease. Gastroenterology 2003；125：1503-1507
4) Schwartz DA, Herdman CR：Review article：the medical treatment of Crohn's perianal fistulas. Aliment Pharmacol Ther 2004；19：953-967
5) 篠崎 大：クローン病と下部消化管癌—本邦の現況.日本大腸肛門病会誌 2008；61：353-363
6) Jakobovits J, Schuster MM：Metronidazole therapy for Crohn's disease and associated fistulae. Am J Gastroenterol 1984；79：533-540
7) Schneider MU, Laudage G, Guggenmoos-Holzmann I, et al：Metronidazole in the treatment of Crohn's disease：results of a controlled randomized prospective study. Dtsch Med Wochenschrift 1985；110：1724-1730
8) Thia KT, Mahadevan U, Feagan BG, et al：Ciprofloxacin or metronidazole for the treatment of perianal fistulas in patients with Crohn's disease：a randomized double-blind, placebo-controlled pilot study. Inflamm Bowel Dis 2009；15：17-24

9) Dejaco C, Harrer M, Waldhoer T, et al : Antibiotics and azathioprine for the treatment of perianal fistulas in Crohn's disease. Aliment Pharmacol Ther 2003 ; 18 : 1113-1120
10) Peason D, May G, Fick G, et al : Azathioprine and 6-mercaptopurine in Crohn's disease : a meta analysis. Ann Intern Med 1995 ; 123 : 132-142
11) Rohdes J, Bainton D, Beck P, et al : Controlled trial of azathioprine in Crohn's disease. Lancet 1971 ; 2 : 944-947
12) Klein M Binder HJ, Mitchell M, et al : Treatment of Crohn's disease with azathioprine : a controlled evaluation. Gastroenterology 1974 ; 66 : 916-922
13) Korelitz BI, Present DH : Favorable effect of mercaptopurine on fistulae of Crohn's disease. Dig Dis Sci 1985 ; 30 : 58-64
14) Cat H, Sophani I, Lemann M, et al : Cyclosporin treatment of anal and perianal lesions associated with Crohn's disease. Turk J Gastroenterol 2003 ; 14 : 121-127
15) Present DH, Rutgeerts P, Targan S, et al : Infliximab for the treatment for fistulas in patients with Crohn's disease. N Engl J Med 1999 ; 340 : 1398-1405
16) Sands B, Van Deventer S, Bernstein C : Long-term treatment of fistulizing Crohn's disease : response to infliximab in ACCENT II trials through 54 weeks. Gastroenterology 2002 ; 122 : A81 (abstract)
17) West RL, Van Der Woude, CJ, Hansen BE, et al : Clinical and endosonographic effect of ciprofloxacin on the treatment of perianal fistulae in Crohn's disease with infliximab : a double-blind placebo-controlled study. Aliment Pharmacol Ther 2004 ; 20 : 1329-1336
18) Topstad DR, Panaccione R, Heine JA, et al : Combined seton placement, infliximab infusion, and maintenance immunosuppressives improve healing rate in fistulizing anorectal Crohn's disease : a single center experience. Dis Colon Rectum 2003 ; 46 : 577-583
19) Adizzone S, Maconi G, Colombi E, et al : Perianal fistulae following infliximab treatment : clinical and endosonographic outcome. Inflamm Bowel Dis 2004 ; 10 : 91-96
20) Talbot C, Sager PM, Johnston MJ, et al : Infliximab in the surgical management of complex fistulizing anal Crohn's disease. Colorectal Dis 2005 ; 7 : 164-168
21) Bell SJ, Halligan S, Windsor AC, et al : Response of fistulating Crohn's disease to Infliximab treatment assessed by magnetic resonance imaging. Aliment Pharmacol Ther 2003 ; 17 : 387-393
22) 杉田 昭, 小金井一隆, 木村英明, 他：Crohn病に合併した痔瘻―診断と治療. 臨牀消化器内科 2005 ; 20 : 1359-1366
23) 内野 基, 池内浩基, 田中慶太, 他：クローン病に合併する難治性痔瘻, 膿瘍に対する108手術症例の検討. 日本大腸肛門病会誌 2008 ; 61 : 498-503
24) 小川 仁, 舟山裕士, 福島浩平, 他：Crohn病に合併した難治性痔瘻に対するseton法の長期成績. 日本大腸肛門病会誌 2008 ; 61 : 101-106
25) Koganei K, Sugita A, Harada H, et al : Seton treatment for perianal Crohn's disease. Surg Today 1995 ; 25 : 32-36
26) McKee RF, Keenan RA : Perianal Crohn's disease-Is it all bad news? Dis Colon Rectum 1996 ; 39 : 136-142
27) 柴田裕達, 毛利麻里, 小金井一隆, 他：炎症性腸疾患に合併した肛門膣瘻. 外科 2003 ; 65 : 809-813
28) 杉田 昭, 小金井一隆, 山崎安信, 他：Crohn病に合併した直腸肛門病変の手術. 手術 2000 ; 54 : 775-785
29) Muller MH, Geis M, Glatzle J, et al : Risk of fecal diversion in complicated perianal Crohn's disease. J Gastrointest Surg 2007 ; 11 : 529-537
30) 福島恒男, 杉田 昭：厚生省特定疾患難治性炎症性腸管障害に関する調査研究班平成7年度業績集. 1995 ; 61-63
31) Van der Hagen SJ, Baeten CG, Soeters PB, et al : Anti-TNF-α (Infliximab) used as induction treatment in case of active proctitis in a multistep strategy followed by definitive surgery of complex anal fistulas in Crohn's disease : a preliminary report. Dis Colon Rectum 2005 ; 48 : 758-767
32) Tougeron D, Savoye G, Savoye-Collet C, et al :

Predicting factors of fistula healing and clinical remission after Inliximab-based combined therapy for perianal fistulizing Crohn's disease. Dig Dis Sci 2009 ; 54 : 1746-1752
33) Bell SJ, Williams AB, Wiesel P, et al : The clinical course of fistulating Crohn's disease. Aliment Pharmacol Ther 2003 ; 17 : 1145-1151
34) Van Koperen PJ, Safiruddin F, Bemelman WA, et al : Outcome of surgical treatment for fistula in ano in Crohn's disease. Br J Surg 2009 ; 96 : 675-679
35) Fields S, Rosainz L, Korelitz BI, et al : Rectal strictures in Crohn's disease and coexisting perirectal complications. Inflamm Bowel Dis 2008 ; 14 : 29-31
36) Galandiuk S, Kimberling J, Al-Mishlab TG, et al : Perianal Crohn's disease-predictors need for permanent diversion. Ann Surg 2005 ; 241 : 796-802
37) 小金井一隆, 木村英明, 荒井勝彦, 他：Crohn 病の難治性直腸肛門部病変に対する人工肛門造設術の効果と問題点. 日消外会誌 2005 ; 38 : 1543-1548
38) Parsi MA, Lashner BA, Achkar JP, et al : Type of fistula determines response to infliximab in patients with fistulous Crohn's disease. Am J Gastroenterol 2004 ; 99 : 445-449
39) Edwards CM, George BD, Jwell DP, et al : Role of defunctioning stoma in the management of large bowel Crohn's disease. Br J Surg 2000 ; 87 : 1063-1066
40) Yamamoto T, Allan RN, Keighley MRB : Effect of fecal diversion alone on perianal Crohn's disease. World J Surg 2000 ; 24 : 1258-1263
41) Post S, Schamcher HH, Golling M, et al : Experience with ileostomy and colostomy in Crohn's disease. Br J Surg 1995 ; 82 : 1629-1633
42) 小金井一隆, 木村英明, 杉田 昭, 他：Crohn 病の難治性直腸肛門部病変に対する直腸切断術. 日消外会誌 2006 ; 139 : 522-527
43) Yamamoto T, Allan RN, Keighley MRB : Audit of single-stage proctocolectomy for Crohn's disease. Postoperative complications and recurrence. Dis Colon Rectum 2000 ; 43 : 249-256
44) Yamamoto T, Bain IM, Allan RN, et al : Persistent perianal sinus after proctocolectomy for Crohn's disease. Dis Colon Rectum 1999 ; 42 : 96-101

〔小金井一隆, 木村　英明, 杉田　　昭〕

2 炎症性腸疾患

2. 潰瘍性大腸炎に合併する肛門病変

> **内科医にひとこと**
> 潰瘍性大腸炎に合併する肛門病変は Crohn 病のように特徴的な所見はなく，両疾患の鑑別に非常に有用である．病変によっては大腸全摘術の術式にも影響を与え，また大腸全摘術後に合併することもまれではない．潰瘍性大腸炎において肛門部の診察は重要であり，忘れないでいただきたい．

はじめに

炎症性腸疾患に伴う肛門病変としては，Crohn 病に高頻度に合併することはよく知られており，長期経過のなかで QOL（生活の質）に大きな影響を与えるばかりでなく，最近では Crohn 病の初期病変としての意義も示されている[1]．一方，潰瘍性大腸炎は粘膜および粘膜下層を主座とすることから，全層性炎症である Crohn 病のように特徴的な所見を呈することはまれと考えられており[2)3)]，報告例の多くは術後合併症に起因した肛門病変の検討であり，その実態は明らかにされていない．

われわれは Crohn 病ばかりでなく潰瘍性大腸炎症例に対しても，できるだけ肛門部の検索を心がけており，自験例から潰瘍性大腸炎における肛門病変の合併頻度，病態および経過を検討した．

I 潰瘍性大腸炎における肛門病変の頻度（表II-4）

2007 年 12 月までに肛門部の診察を行った潰瘍性大腸炎症例は 177 例である．そのうち，151 例は大腸全摘術あるいは大腸亜全摘術を受けている．診察時の年齢は平均 38.9 歳（17～76歳），性別は男性 95 例，女性 82 例であった．経過中に 177 例中 44 例（24.9％）に肛門病変を認

表II-4 潰瘍性大腸炎における肛門病変の頻度

対象：177 例	大腸手術例	当科 146 例
		他院 5 例
	非手術例	26 例
診察時平均年齢：38.9 歳（17～76 歳）		
肛門部病変：44 例（24.9％）	大腸手術例	32/151 例（21.2％）
	非手術例	12/ 26 例（46.2％）
男 性：18.9％（18/95）		
女 性：31.7％（26/82）		

2. 炎症性腸疾患

> **Point** ≪肛門病変のうちわけ≫
> ● 潰瘍性大腸炎でもっとも多くみられた肛門病変は，痔瘻・膿瘍で 17.5％（31 例）の頻度であった．

めたが，他施設で腸手術を受けた 5 例中 4 例，ならびに大腸手術歴のない 26 例中 11 例の計 15 例は肛門病変に対する治療を目的に紹介となった症例（男性 6 例，女性 9 例）であり，この 15 例を除くと 162 例中 29 例（17.9％）の頻度となる．性別では，男性に比べ女性で高頻度にみられ，紹介例を除いても同様で各々 13.5％（12/89 例），23.3％（17/73 例）の頻度であった．

II 肛門病変のうちわけ（表 II-5）

潰瘍性大腸炎 177 例中，もっとも多くみられた肛門病変は痔瘻・膿瘍で，17.5％（31 例）の頻度であった（痔瘻 18 例，肛門周囲膿瘍 13 例）．痔瘻症例の多くは側方に二次口がみられた．次いで，痔核の頻度が高く（10 例，5.6％），うち，内・外痔核は各々 5 例で，脱出性内痔核が 1 例みられた．以下，裂肛・潰瘍 5 例（多発 1 例），肛門周囲炎 5 例，skin tag 4 例（多発 1 例），肥厚性乳頭 2 例で，肛門狭窄および肛門部癌の合併の経験はない（図 II-8）．また，肛門病変陽性

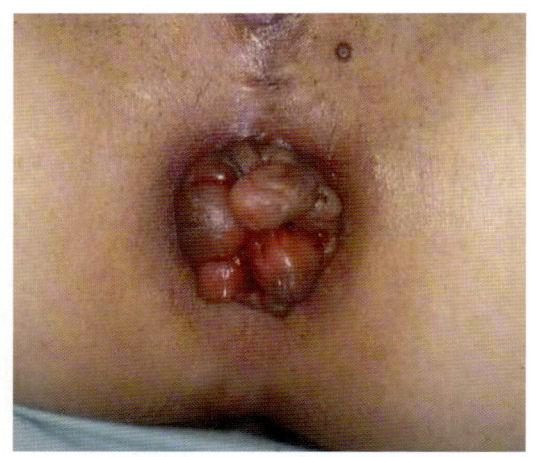

32 歳，女性：脱出性痔核・skin tag・裂肛（術前）

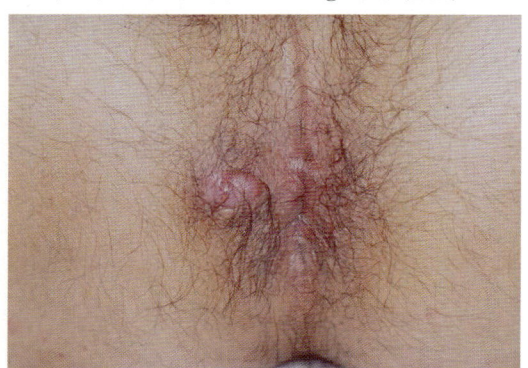

46 歳，男性：9 時方向に単発痔瘻（IACA 後 4 年）

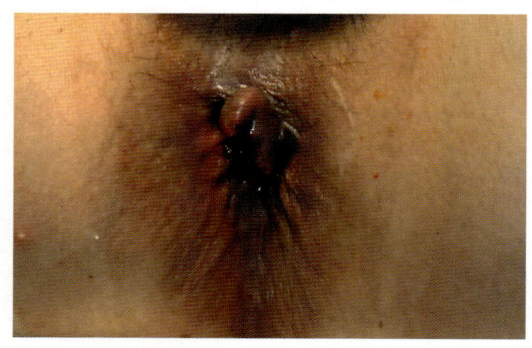

52 歳，女性：12 時方向に裂肛，skin tag（IACA 後 5 年）

図 II-8　潰瘍性大腸炎の肛門病変

表 II-5　潰瘍性大腸炎における肛門病変
―Crohn 病との比較―

	潰瘍性大腸炎 177 例中 44 例（24.9％）	Crohn 病 471 例中 385 例（81.7％）
痔瘻・膿瘍	31（17.5％）	296（62.8％）
裂肛・潰瘍	5（ 2.8）	124（26.3）
Skin tag	4（ 2.3）	131（27.8）
肥厚性乳頭	2（ 1.1）	64（13.6）
痔核	10（ 5.6）	14（ 3.0）
肛門周囲炎	5（ 2.8）	7（ 1.5）
肛門狭窄		71（15.1）
肛門部癌		4（ 0.8）
病変の混在	10/44（22.7％）	232/385（60.3％）

> **Point ≪肛門部検索の意義≫**
> ● 肛門部の検索は，潰瘍性大腸炎と Crohn 病の鑑別の有力な情報源となる．

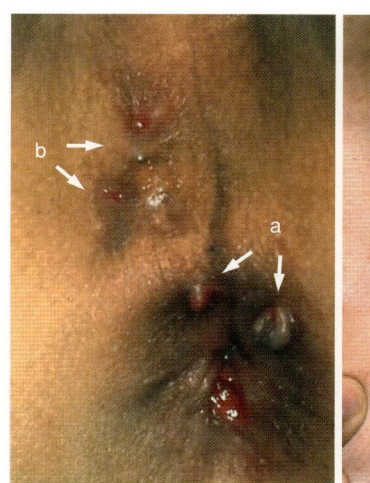

前壁側に多発する痔瘻(a)．
遠位側にも二次口がみられる(b)．
6 時方向に裂肛．

全周性に多発する skin tag

図Ⅱ-9　Crohn 病の肛門病変

例のうち 22.7% に病変の混在がみられた．

表Ⅱ-5 に同期間における Crohn 病に合併した肛門病変を示しているが，検索した 471 例中 385 例 (81.7%) と高頻度に肛門病変を認めており，もっとも多い痔瘻・膿瘍 (62.8%) を中心に裂肛，skin tag などさまざまな病変の混在が肛門病変陽性の 385 例中 232 例 (60.3%) にみられた．個々の病態を潰瘍性大腸炎における肛門病変と比較すると，痔瘻・膿瘍のうち，多発例は 31 例中 5 例 (16.1%) であったのに対し，Crohn 病では 296 例中 138 例 (46.6%) が多発例であり，skin tag，裂肛についても各々 58.8% (77/131 例)，28.2% (35/124 例) と多発例が高頻度であった (図Ⅱ-9)．潰瘍性大腸炎では痔核が痔瘻・膿瘍に次ぐ頻度であったが，Crohn 病の 14 例 (3.0%) は，すべて内痔核であった．また，Crohn 病では 71 例 (15.1%) にみられた肛門狭窄 (検者の小指も通過しないほどの狭窄) は潰瘍性大腸炎ではみられなかった．

肛門部の検索が両疾患の鑑別にも有力な情報源となることを示唆する今回の結果と思われる．巨大結腸症を合併した潰瘍性大腸炎で紹介となり，初診時の肛門病変から Crohn 病を疑った 1 例を供覧する．術中所見でも結腸の狭窄ばかりでなく，回腸にも病変を認め Crohn 病の確診に至った．初診時の肛門病変は多発痔瘻に全周性の skin tag を伴う所見であった (図Ⅱ-10)．

Ⅲ 大腸手術の有無による肛門病変の比較 (表Ⅱ-6)

大腸全摘術 (あるいは亜全摘術) を受けた症例のうち，他施設で再建まで行われた 5 例を除いた 172 例を大腸手術前の症例として検討を行った．痔瘻・膿瘍のうち，1 例は肛門周囲広汎に

Point ≪大腸手術の有無による肛門病変の比較≫

- 大腸手術前の肛門病変は，大腸全摘後の再建にさまざまな影響を及ぼす．
- 大腸手術後の肛門病変については，縫合不全や骨盤部膿瘍など術後早期の合併症の原因となることがある．また，術後数年を経て肛門病変を発症することもある．

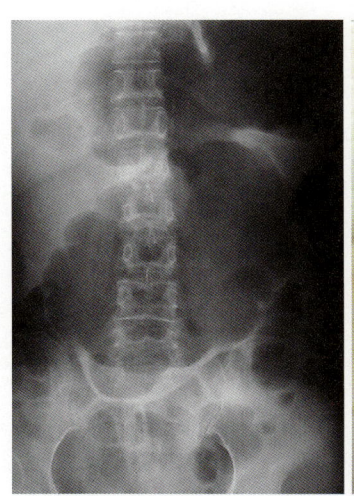

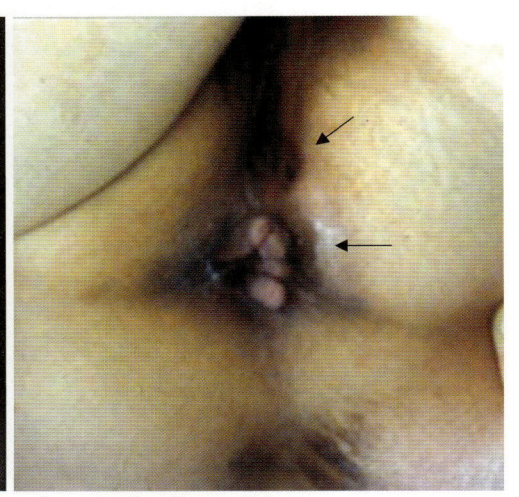

51歳，女性：潰瘍性大腸炎（巨大結腸症）の診断で紹介 ｜ 1時，3時方向に痔瘻（←）全周性に多発する skin tag ｝ Crohn 病疑い

図Ⅱ-10　術前の肛門病変から Crohn 病を疑った巨大結腸症

表Ⅱ-6　大腸全摘術前後における肛門病変

	大腸全摘術前 症例 172 例 肛門病変 25 例 （14.5％）	大腸全摘術後 症例 151 例 肛門病変 20 例 （13.2％）
痔瘻・膿瘍	17（9.9％）	14（9.3％）
〔肛門膣瘻	1（0.6）	3（2.0）〕
裂肛・肛門潰瘍	3（1.7）	2（1.3）
Skin tag	2（1.2）	2（1.3）
肥厚性乳頭	2（1.2）	0
痔核	8（4.7）	2（1.3）
肛門周囲炎	1（0.6）	4（2.6）

膿瘍を生じた症例で，seton 法 drainage でも制御不良で S 状結腸ストーマを造設した（図Ⅱ-11）．Crohn 病も否定できず観察中であるが，生検では肉芽など Crohn 病を疑う所見は認めていない．膣瘻の1例は，経膣分娩時の会陰切開創から膣瘻をきたした症例である．出産後大腸病変が再燃し大腸全摘術の適応となり，手術時膣瘻の閉鎖を行ったが，術後も膣瘻からの便汁漏出が遷延している．

大腸手術前の肛門病変が大腸全摘術後の再建に影響した症例を3例経験した．全周性に脱出した内痔核に裂肛，skin tag を伴った1例では分割手術を選択し（図Ⅱ-8），肛門病変の鎮静化を待って再建を行った．頻回の下痢から肛門周囲炎を合併した1例では，括約筋の緊張低下が顕著で術前から便失禁の状態にあり，直腸切断術を余儀なくされた．また，痔瘻根治術既往例にも留意する必要があり，肛門管周囲の強い線維化により，肛門挙筋との剝離に難渋した症例を1例経験した．

大腸手術後の痔瘻・膿瘍および膣瘻のうち，他施設での手術1例を含む2例が，縫合不全，

2. 潰瘍性大腸炎に合併する肛門病変

> **Point** ≪大腸手術後に発症した肛門病変の経過≫
> ● 大腸全摘術後に，骨盤部膿瘍により肛門周囲膿瘍(2例)，pouchitis により痔瘻(1例)が発症し，いずれも難治化しストーマ造設に至った．
> ● 術後合併症の関与しない痔瘻，膿瘍については，治療による治癒が得られ，再発もみられていない．

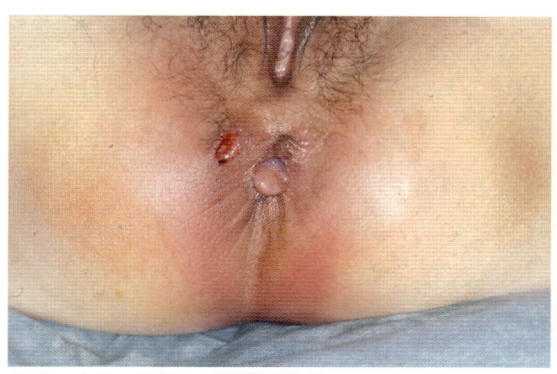

48歳，女性：広汎な肛門周囲膿瘍　　　　seton 法 drainage を施行したが改善せずストーマ造設

図Ⅱ-11　ストーマを造設した潰瘍性大腸炎肛門周囲膿瘍

表Ⅱ-7　大腸全摘術後に発生した肛門病変の経過

病変	症例数	治療・経過		
肛門周囲膿瘍	5	ストーマ造設	2	▶IAA 後骨盤部膿瘍 ▶IACA 後骨盤部膿瘍
		切開排膿後治癒	3	
痔瘻	4	ストーマ造設	1	▶IACA 後5年/pouchitis 合併
		痔瘻根治術後治癒	3	
肛門周囲炎	3	保存的治療で制御	3	
外痔核	2	血栓除去術で治癒	1	
		保存的治療で治癒	1	
腟瘻	1	保存的治療で閉鎖	1	

骨盤部膿瘍などの術後早期の合併症に起因した．また，3例(他施設での手術例2例を含む)は術後数年を経て pouchitis から肛門病変(腟瘻1例，多発痔瘻2例)を合併した．痔瘻・膿瘍のうち3例(他施設手術例1例含む)が2カ所の二次口を有する多発例であった．術後に生じた痔核は2例とも外痔核であり，肛門周囲炎の3例のうち，IACA(回腸囊肛門管吻合)後の2例は下痢に，また IAA(回腸囊肛門吻合)の1例は便失禁に起因した．

Ⅳ 大腸手術後に発生した肛門病変の経過(表Ⅱ-7)

当施設で大腸全摘術を行った後に発生した肛門病変の治療経過を検討した．肛門周囲膿瘍で

> **Point** ≪潰瘍性大腸炎における肛門病変≫
> - 潰瘍性大腸炎患者の肛門病変は，下痢や tenesmus による肛門部への刺激が原因で発生することが多いと考えられている．
> - 肛門病変の特徴を認識することは，潰瘍性大腸炎と Crohn 病の鑑別に有用である．
> - 肛門部の病態は大腸全摘術に影響を及ぼすため，潰瘍性大腸炎においても肛門部の検索は必須である．
> - 自然肛門の機能保持のためにも術後早期の合併症を防ぐことが重要となる．
> - pouchitis の治療に際しては肛門病変への波及にも留意すべきである．
> - 大腸手術後に通常とは異なる肛門病変，あるいは吻合部に関連した病変を見た場合には，Crohn 病を念頭においた検索が必要と考える．

ストーマ造設を余儀なくされた症例が 2 例ある．1 例は IAA 後 1 週間以上経過して合併した骨盤部膿瘍に起因した．他の 1 例は IACA 後 1 年 9 カ月目に広汎な肛門周囲膿瘍を発症し，切開排膿後造影で吻合部との痔瘻が確認された．いずれも難治化しストーマ造設に至った．2 例とも小腸には病変はなく，生検でも Crohn 病を疑う所見はみていない．また，IACA 後 5 年目に pouchitis を契機に外陰部に瘻孔をきたした症例に対しても，pouchitis の制御も難しくストーマの適応となった．術後合併症の関与しない痔瘻 3 例（IAA の 1 例は seton 法併用），および膿瘍 3 例については，痔瘻根治術（lay open 法），あるいは切開排膿で治癒が得られ，再発もみられていない．肛門周囲炎の 3 例は軽症例で，通常の保存的治療で制御できている．外痔核の 2 例に対しては血栓除去術を 1 例に行い，他の 1 例は痔疾坐薬で経過は良好である．術後数年目に生じた膣瘻の 1 例は pouchitis の合併はなく，保存的治療で閉鎖した．

V 考　察

潰瘍性大腸炎においては，粘膜および粘膜下層に炎症の主座があり，病態から見ても直接的に肛門病変を生じることはまれで，頻回の下痢あるいは tenesmus による肛門部への刺激が原因となることが多いと考えられている[4)5)]．また，易感染状態を招くステロイド薬，免疫調整薬が内科的治療の主体であり，大腸病変の再燃増悪から全身状態の低下をきたすことも，肛門部の感染性合併症のリスクとなる．今回，自験例のうち，大腸全摘術前の検討でも痔瘻・膿瘍がもっとも多く認められたが，Crohn 病と比較すると単発例が多く，裂肛，skin tag などの頻度および形態からも明らかな違いがみられており，肛門病変の特徴を認識することは両疾患の鑑別にも有用と考える．また，術前の肛門部の病態は大腸全摘術の術式にも影響を及ぼすことになり，潰瘍性大腸炎においても肛門部の検索は欠かせない．大腸全摘術後に発生した肛門病変のうち，術後の骨盤部合併症に起因した感染性の肛門病変は，自験例で示したように難治化しストーマ造設を余儀なくされることになり，自然肛門の機能保持のためにも術後早期の合併症を防ぐことが重要となる．また，痔核，および肛門周囲炎は排便状態に関与した肛門病変であり，適切な止痢薬投与によって排便の調節を行うことが予防策となろう．今回，pouchitis を契機として，肛門病変をきたした症例が 3 例みられており，pouchitis の治療に際しては肛門病変への波及にも留意すべきである．

今回の集計には含まれていないが，潰瘍性大腸炎の診断で大腸手術を行った数年後に，難治性の肛門病変（多発痔瘻）を生じ，最終的に大腸型 Crohn 病の診断に至った症例を 2 例経験しており（図 II-12），大腸手術後に通常とは異なる肛門病変，あるいは吻合部に関連した病変を見た場合には，Crohn 病を念頭においた検索が必要と考える．

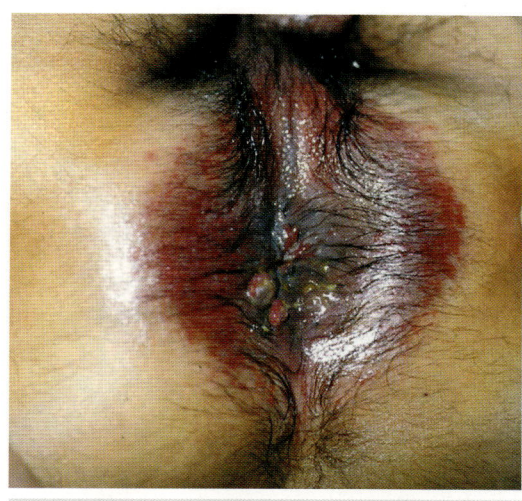

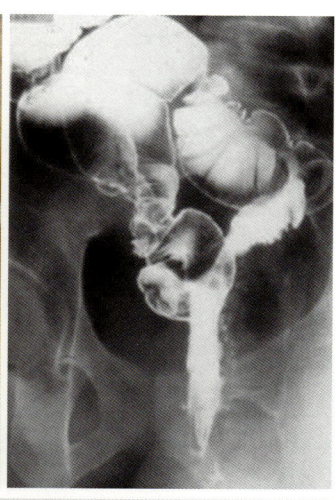

図Ⅱ-12 大腸手術後肛門病変から Crohn 病診断に至った症例

● 17歳で発症し潰瘍性大腸炎の診断, 19歳時大腸亜全摘, 回腸囊直腸吻合術施行. 手術より3年後痔瘻, 肛門周囲炎出現. 小腸精査を行い吻合部再発を確認し組織学的にも Crohn 病の診断に至った.

おわりに

潰瘍性大腸炎に合併する肛門病変は, Crohn 病に比べて頻度は低く, 特徴的な所見はみられないことから両疾患の鑑別に有用と思われる. また, 大腸全摘術後の再建法にも影響を与えること, および術後肛門機能を保持するためにも肛門病変の病態を理解し制御することが肝要と考える.

文献

1) 二見喜太郎, 河原一雅, 松井敏幸：クローン病における肛門病変先行例の検討. 第71回日本消化器内視鏡学会記念誌 2006：65-71
2) Edward FC, Truelove SC：The course and prognosis of ulcerative colitis. Part Ⅲ. Complications. Gut 1964；5：1-22
3) Huizenga KA, Schroeder KW：Gastrointestinal complication of ulcerative colitis and Crohn's disease. Kirsner JB, Shorter RG (eds)：Inflammatory Bowel Disease (3rd ed). 1988：257-280, Lea & Febiger, Philadelphia
4) 二見喜太郎, 東大二郎, 古藤 剛, 他：炎症性腸疾患の直腸肛門部病変. 胃と腸 2003；38：1282-1288
5) 杉田 昭：肛門病変の治療. 武藤徹一郎, 八尾恒良, 名川弘一, 他 編：炎症性腸疾患 潰瘍性大腸炎と Crohn 病のすべて. 1999：278-281, 医学書院, 東京

（東大二郎, 二見喜太郎, 前川隆文）

2 炎症性腸疾患

3．感染症に合併する直腸・肛門病変
―性行為感染症，アメーバなどを中心に―

> ❋ 内科医にひとこと
> 血便を主訴とする患者が来院したら，アメーバ性大腸炎やクラミジア直腸炎の可能性も念頭において病歴聴取や検査を行い，UCやCDなどとの鑑別に注意する必要がある．

はじめに

性行為感染症（sexually transmitted disease；STD）は，近年増加傾向にある．とくに下痢や血便，腹痛などを自覚し受診した患者では，STDの可能性も念頭におき診療にあたる必要がある．

STD腸炎は肛門性交，肛門・性器-口接触などの性行為を介して感染し，広義には細菌性赤痢，サルモネラ腸炎，キャンピロバクター腸炎，サイトメガロウイルス腸炎，アメーバ性大腸炎などが含まれる[1)2)]．また性病の原因となる病原微生物が腸管に感染する疾患として，クラミジア直腸炎や梅毒性直腸炎，淋菌性腸炎などがある．本稿では，直腸に病変を認める頻度が高く，日常診療で遭遇する機会があるアメーバ性大腸炎とクラミジア直腸炎を中心に，画像所見の特徴や鑑別疾患などについて述べる．

A アメーバ性大腸炎，アメーバ赤痢

I 概念

赤痢アメーバの原虫には，病原性がある *Entamoeba histolytica* と非病原性の *Entamoeba dispar* の2種類がある[3)]．臨床病型は，アメーバ赤痢，アメーバ性大腸炎などの腸アメーバ症と，アメーバ性肝膿瘍などの腸管外アメーバ症に分類される．急性発症で赤痢様の激しい臨床症状を認める場合はアメーバ赤痢，慢性で症状が軽い場合はアメーバ性大腸炎と称される[4)]．

II 疫学

赤痢アメーバの原虫は，おもに熱帯や亜熱帯地方に分布しており，海外渡航による輸入感染症として知られている．また，男性間の同性愛行為により伝播するSTDとしても注目されている．本邦では，2006年に約750例の届け出がある．年々増加の一途をたどり，とくに都市部で患者数の増加が著しい[5)]．男性同性愛者に多く，1/3が同性愛者との報告[3)]があるが，最近は風俗店での異性間感染の増加が指摘されており，患者数が増加している要因[5)]とされる．

また HIV（human immunodeficiency virus）感染者に，本症の合併が多いことが指摘されており，アメリカではAIDS（acquired immune deficiency syndrome）患者の10〜15％が赤痢アメーバに感染しているとされる[6)]．なお本邦で

> **Point** ≪アメーバ性大腸炎，アメーバ赤痢の疫学，症候，CS所見≫
> - 血便や下痢を主訴とすることが多い．
> - 男性同性愛者に多く，1/3が同性愛者との報告があるが，最近は風俗店での異性間感染の増加が指摘されており，患者数が増加している要因とされる．
> - 病変部位別では，盲腸が18例（75％），直腸が14例（58％）と高頻度である．
> - 特徴的な内視鏡所見として，①周囲が盛り上がり紅暈を伴う大小の潰瘍やアフタ様びらん，②びらんや潰瘍に汚い白苔やクリーム状の粘液が付着，③病変部の易出血性．さらに，比較的大型の打ち抜き潰瘍や地図状潰瘍，腫瘤形成様潰瘍など多彩な内視鏡像を呈する．
> - びらんや潰瘍間に介在する粘膜は，血管透見性が保たれている．

も，AIDS患者の37％に赤痢アメーバの感染を認めたとの報告[1]があり注意を要する．

III 病態

熱帯や亜熱帯地方では，糞便中に排出された*Entamoeba histolytica*の囊子に汚染された水や食物の摂取により感染が起こる．摂取された囊子は小腸下部で栄養型となり，大腸（とくに盲腸）で分裂，増殖する[5]．男性同性愛者では，肛門性交により感染をきたす．本症の腸管病変は通常盲腸に好発するが，同性愛者では直腸やS状結腸に多いとの報告[7]がある．

IV 症候

自験24例の臨床所見の解析から述べる．

1．患者背景と臨床症状

性別は男性19例，女性5例で男性に多く，診断時の平均年齢は42.5歳（29〜77歳）であった．主訴は血便が19例（79％）ともっとも多く，以下は下痢が15例（63％），腹痛が14例（58％）と続くが，便潜血陽性を契機に診断された無症状例も2例含まれていた（図Ⅱ-13）．

2．感染経路

感染経路が推定可能であったのは12例（50％）のみで，海外渡航が8例（67％），風俗店での遊興や同性愛が4例（33％）で，うち1例は

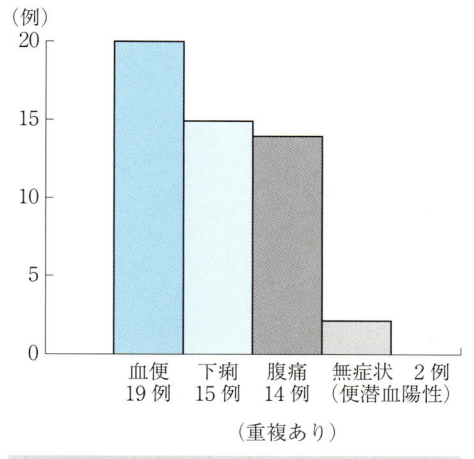

図Ⅱ-13 アメーバ性大腸炎の主症状（自験24例）

HIV感染者であった．感染経路の特定には病歴の聴取が重要であるが，患者の協力が得られないことも少なくない．

3．病変分布

病変の分布は患者によりさまざまであるが，右側結腸が8例（33％），盲腸と直腸が7例（29％）と多く，全大腸にわたるのは2例（8％）のみと少数であった（図Ⅱ-14）．病変部位別では，盲腸が18例（75％），直腸が14例（58％）と高頻度で，他施設での報告[1,4,8]と同様であった．

V 大腸内視鏡（colonoscopy；CS）所見

アメーバ性大腸炎に特徴的な内視鏡所見とし

> **Point** ≪アメーバ性大腸炎，アメーバ赤痢の診断≫
> - 生検組織診断では，潰瘍やびらんの中心部から採取した検体のほうが，辺縁部より検出率が高い．
> - アメーバは，白苔や粘液に存在するため，これらを含むように採取するとよい．
> - 生検組織標本のH.E染色のみでは見落とす危険があり，PAS染色を併用する必要がある．

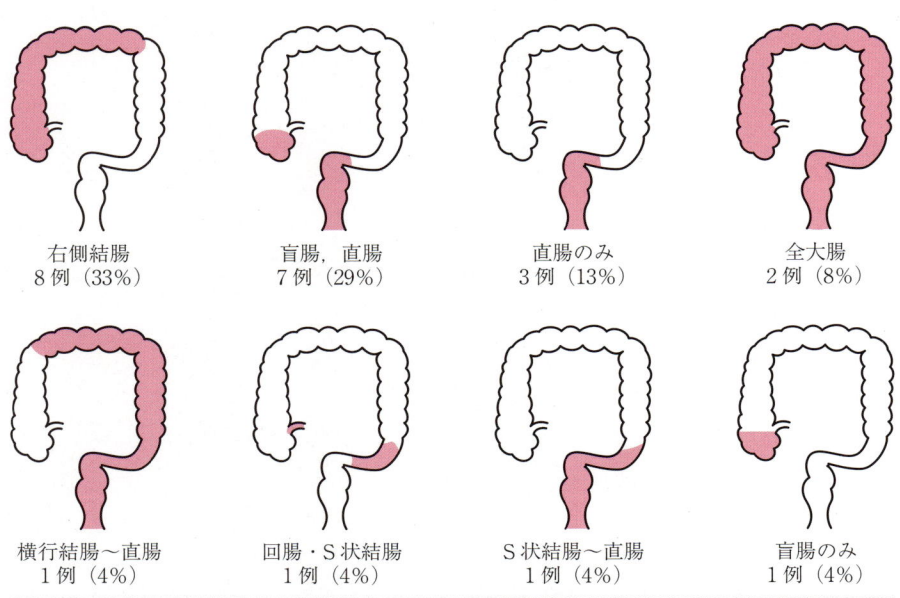

| 右側結腸 | 盲腸，直腸 | 直腸のみ | 全大腸 |
| 8例（33%） | 7例（29%） | 3例（13%） | 2例（8%） |

| 横行結腸〜直腸 | 回腸・S状結腸 | S状結腸〜直腸 | 盲腸のみ |
| 1例（4%） | 1例（4%） | 1例（4%） | 1例（4%） |

図Ⅱ-14　アメーバ性大腸炎の病変部位（自験24例）

て，①周囲が盛り上がり紅暈を伴う大小の潰瘍やアフタ様びらん，②びらんや潰瘍に汚い白苔やクリーム状の粘液が付着していること，③病変部の易出血性などが挙げられる（**図Ⅱ-15a**）．さらに，比較的大型の打ち抜き潰瘍や地図状潰瘍，腫瘤形成様潰瘍など多彩な内視鏡像を呈する[1)2)6)8)9)]．自験例では，全例にびらんや潰瘍を認めた．潰瘍の形態は，円形〜卵円形（図Ⅱ-15a①②）が16例（67%）でもっとも多く，以下は不整形潰瘍（図Ⅱ-15a④）が7例（29%），全周性潰瘍（**図Ⅱ-15b**）が1例（4%）であった．病変部への膿粘液の付着ならびに易出血性は全例にみられた．びらんや潰瘍間に介在する粘膜は，血管透見性が保たれていることが本症の特徴[6)8)]の一つで，自験例では22例（92%）に認められた．

Ⅵ　診断法

本症の診断は，糞便や生検組織からアメーバを検出することや，血清抗体価の測定などで行う．

1．糞便検査

糞便を37℃に保ちながら鏡検することで，アメーバの検出が可能とされ，北野ら[6)]は検出率が80%以上であったと報告している．しかし判定には熟練を要するとされる．

2．生検組織診断

CS所見から本症が疑われる症例が大部分を占めるため，生検はほぼ全例で行われる．生検組織でのアメーバの検出率は50〜80%と報告[6)]

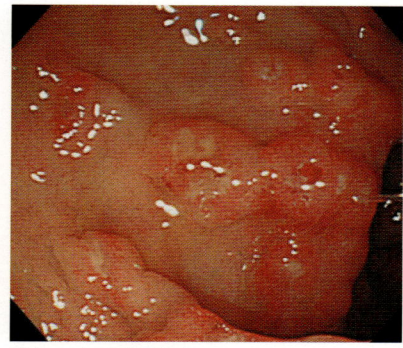

3. 感染症に合併する直腸・肛門病変―性行為感染症，アメーバなどを中心に―　43

①タコイボ様びらん． 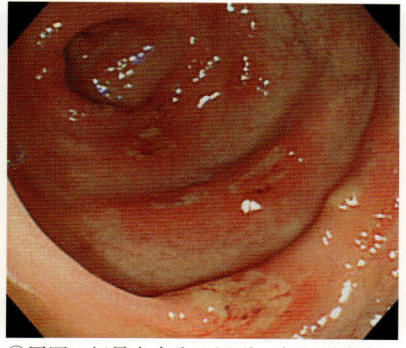　　②周囲に紅暈を有する円形～卵円形潰瘍． 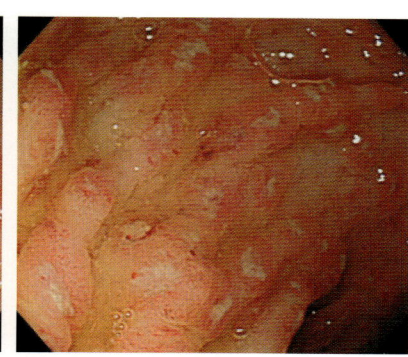　　③アフタ様びらん．

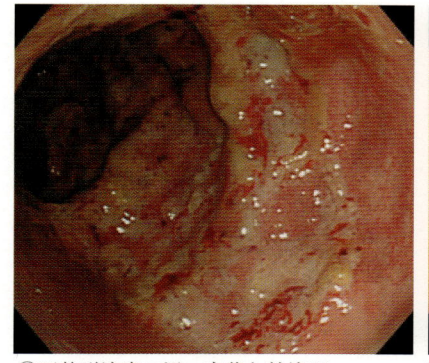

④不整形潰瘍に汚い白苔と粘液が付着している． 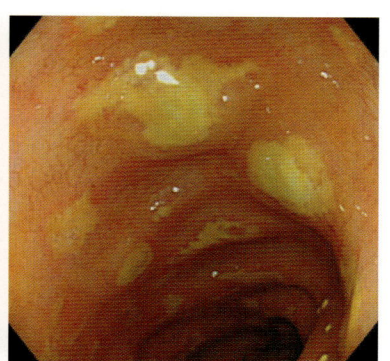　　⑤円～卵円型潰瘍にクリーム状の汚い粘液が付着している．

a：典型的な内視鏡所見

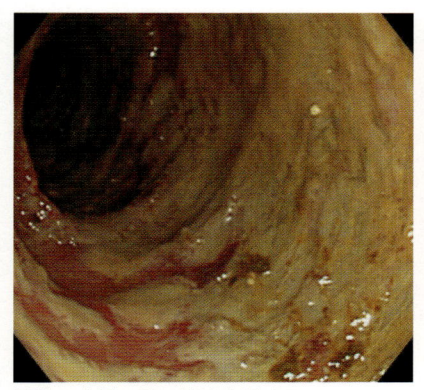

管腔の全周に及ぶ潰瘍を認める．
b：重症例の内視鏡所見

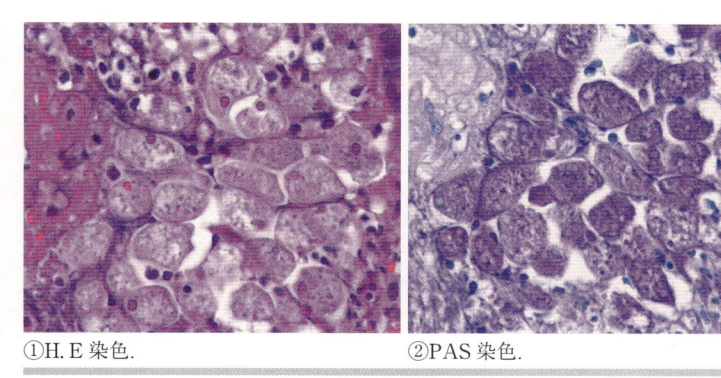

①H.E染色．　　②PAS染色．
c：生検組織所見
赤血球を取り込んだ栄養型アメーバ原虫が観察される．

図Ⅱ-15　アメーバ性大腸炎

されている．赤血球を取り込んだ栄養型(図Ⅱ-15c)が証明されるが，潰瘍やびらんの中心部から採取した検体のほうが，辺縁部より検出率が高いとされる[6]．アメーバは，白苔や粘液に存在するため，これらを含むように採取するとよい[1)8)]．また，生検組織標本のH.E染色のみで

> **Point ≪アメーバ性大腸炎，アメーバ赤痢の治療≫**
> - 治療としては，metronidazole が第一選択薬として用いられ，一般には 1,000～1,500 mg/day を 10～14 日間経口投与する．

は見落とす危険があり，PAS 染色を併用する必要がある．CS 所見で本症を疑ったら，あらかじめ病理医に PAS 染色の依頼をすべきである．生検による診断率[1]は，単回検査で 55%，複数回でも 80% 程度とされ，五十嵐ら[8]も 79% と報告している．なお自験例では全例で，生検組織からアメーバが検出された．

3．組織の直接鏡検法

五十嵐ら[8]は，CS の際にびらんや潰瘍部の粘液を採取し，鏡検を行うと 88% でアメーバが検出されるとしている．大川ら[1]も，白苔の直接鏡検により，迅速な診断が可能であると述べている．短時間に診断が行えるメリットはあるが，採取後ただちに鏡検が行える体制と，鏡検者が本症の診断に精通している必要がある．

4．血清アメーバ抗体価検査

血清アメーバ抗体の陽性率は，アメーバ性肝膿瘍では 90% 以上，腸アメーバ症では 70～80% 台の報告[8)10)]がある．なお過去の感染でも抗体価が陽性になるため，判定には注意が必要である[9]．

VII 治 療

治療は，metronidazole が第一選択薬として用いられる．一般には 1,000～1,500 mg/day を，10～14 日間経口投与する．自験例では，服薬開始後速やかに自覚症状は消失し，症状消失までの平均期間は 16.7 日（2～35 日）であった．なお metronidazole にて治療後，CS による評価を 16 例（67%）に行った．そのうち潰瘍の瘢痕化を認めた 9 例（56%）では，生検組織でもア

メーバは検出されなかった．発赤やびらんが残存していた 7 例（44%）では，うち 1 例でアメーバが検出された．metronidazole を 3 週間追加投与し，アメーバの消失を確認した．なおアメーバ性大腸炎の治癒を確認した後に，風俗店での遊興で 2 年後に再感染を起こした 1 例を経験しており，再感染の可能性があることを患者に説明しておく必要がある．

VIII 鑑別診断

アメーバ性大腸炎と鑑別を要する疾患として，潰瘍性大腸炎や Crohn 病，偽膜性腸炎，腸結核，大腸癌などが挙げられる．自験 24 例中 16 例が他医よりの紹介例であった．前医での診断は潰瘍性大腸炎が 8 例（50%），Crohn 病が 1 例（6%），感染性腸炎が 7 例（44%）であり，半数が潰瘍性大腸炎と誤診されていた．

1．潰瘍性大腸炎（ulcerative colitis；UC）

アメーバ性大腸炎で，多発する小潰瘍やびらんの介在粘膜の血管透見性が不良となり，病変がびまん性，連続性に見える場合，病変が全大腸にわたり存在する場合，病変部の易出血性が顕著で性状がはっきりしない場合などでは，UC との鑑別が必要になる[6)11)]．UC の軽症例ではびらんや小潰瘍，軽症～中等症では浅い不整形潰瘍，重症になると打ち抜き様の深い潰瘍や，偽ポリポーシスを伴う広範な地図状潰瘍を認める（**図 II-16a**）．UC では，潰瘍やびらんの介在粘膜にも発赤や浮腫，血管透見性の消失，顆粒状～結節状粘膜などの炎症所見をびまん性，連続性に認める．アメーバ性大腸炎では，潰瘍は類円形で辺縁がタコイボ状に隆起し，病変がび

2　炎症性腸疾患

4. 直腸粘膜脱症候群

> ❀**内科医にひとこと**
>
> 　本疾患を診断していくうえで重要な点は患者への問診である．「いきみ」や「排便時間が長い」ことが本疾患患者の特徴である．また本疾患を経験していないと，とくに潰瘍型では進行癌と誤診することもあり注意が必要である．病理診断が参考になる場合が多い．

はじめに

　直腸粘膜脱症候群（mucosal prolapse syndrome；MPS）は直腸粘膜の一部が逸脱を繰り返すことにより慢性的な刺激を受け，その粘膜の表面に炎症，潰瘍，隆起を認める疾患の総称である．本疾患は以前はまれな疾患と考えられており，やや古い報告では10万人に1人に起こるとされていたが[1]，現在では便秘をもつ中～高齢患者を中心に内視鏡検査にて発見されることも増えてきている．海外の文献ではすべての年齢層に起こるが，50歳代前後の患者が多いことが報告されている[2]．男女別の発症頻度に差がないといわれているが，男性では若年者が多いという報告もある．本稿ではMPSの病態，臨床症状，内視鏡所見を中心に概説する．

I　病因と病態

　MPSの原因は完全にはわかっていないが，排便時に圧力がかかることにより粘膜が脱落し，その際に恥骨直腸部の過剰な筋肉の収縮が起こり，その結果直腸下部に虚血が起こり，最終的に潰瘍を形成することが考えられている[3]．粘膜の逸脱は原因ではなく結果として起こっている可能性もあること，MPS患者のすべてで恥骨直腸部の筋肉の過収縮が起こっているわけではなく，他の要素の関与も否定できないと思われ不明な点が多いのが現状である．海外の報告ではなんらかのホルモンのバランスが関与している可能性が指摘されている．症例報告レベルではあるが，女性患者のMPSで妊娠中は症状が安定していたにもかかわらず，非妊娠時にMPSが再燃したことが報告されている[4]．

　また便秘患者が摘便などの肛門への指の挿入に伴って生じる可能性も指摘されていたが，実際には多くの病変は指が届かない，より深部で生じていることより否定的である．

II　病理学的特徴

　MPSの病理学的特徴として，①腺管のdistortionを伴った粘膜の肥厚，②固有粘膜層が筋層や線維によって置き換わっていること，③固有粘膜層線維と平滑筋線維の増生，などが知られている[5]．

> **Point** ≪病因，肉眼的・内視鏡的特徴≫
> - 直腸粘膜が逸脱を繰り返すことにより発生すると考えられているが，不明な点が多い．
> - 好発部位は直腸前壁とその近傍である．肉眼形態は，病変の位置と関係があるといわれている．

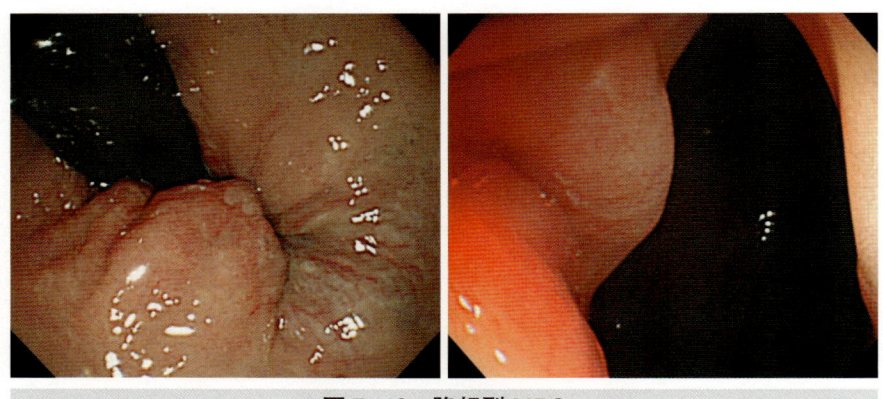

図Ⅱ-18　隆起型 MPS

　渡辺らは組織学的な経時的変化をもとに，①粘膜固有層に内皮細胞の腫大を伴った毛細血管の拡張を示す（血管期），②線維芽細胞が粘膜固有層に増生する（低線維筋症期），③線維筋症と内皮細胞の腫大を伴う毛細血管の拡張が粘膜全層にみられ，陰窩の萎縮を伴う（高線維筋症期）の三型に分類している[6]．

Ⅲ　肉眼的・内視鏡的特徴（図Ⅱ-18〜21）

　肉眼形態は平坦型，隆起型，潰瘍型，深在性嚢胞型，複合型に分類される．好発部位は直腸前壁とその近傍であるが，後壁に認めることもある．肉眼形態は病変の位置と関係があるといわれている．すなわち隆起型は肛門管移行上皮付近（肛門近傍）に発生し，潰瘍型は歯状線から離れた部位に発生する．この理由としては肛門から離れた部位は腸管壁の固定が弱く，全壁性の直腸脱が起こるため，高度の虚血状態となって潰瘍型になりやすいこと，一方，肛門近傍のMPSは肛門括約筋により直腸壁が固定されているため，全壁性の直腸脱にならず，虚血にな

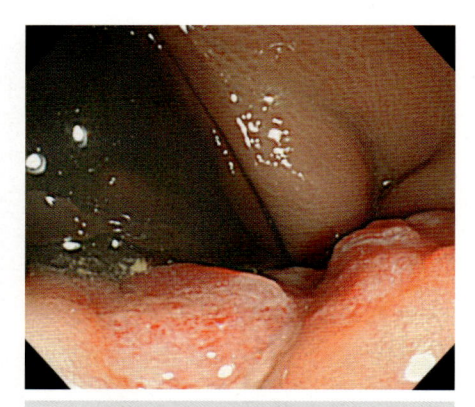

図Ⅱ-19　潰瘍型 MPS

りにくいため潰瘍型になりにくいと考えられている[7)8)]．

Ⅳ　臨床症状

　症状は多彩であり，またしばしば無症状で内視鏡を契機に発見されることもある．排便時出血がもっとも多く，粘液便，肛門痛，肛門部の違和感，残便感などの症状が認められるが無症状の場合もある．したがってこの疾患を症候群

> **Point** ≪診断，治療≫
> - 長い排便時間，強いいきみといった排便習慣の把握が診断のポイントである．
> - 直腸脱のない場合は，排便指導や，ステロイドなど局所療法を行う．
> - 直腸脱がある場合や，保存的治療が無効な場合は手術が検討される．

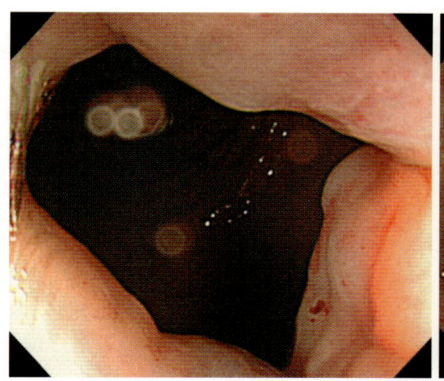

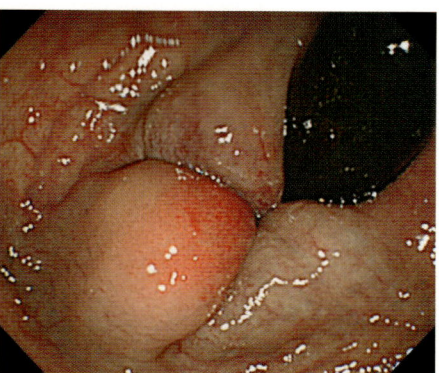

図Ⅱ-20　複合型 MPS

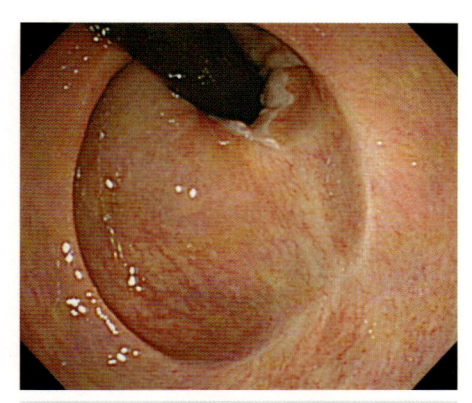

図Ⅱ-21　内視鏡的に治癒した MPS

とするのは適切ではないという説もある．排便時にいきみの習慣をもつことが多いのが特徴であり，排便時間も長い場合が多いとされている．

V　診　断

基本的には上述した臨床症状，内視鏡所見，病理学的所見より診断する．鑑別診断としては悪性腫瘍，クローン病，潰瘍性大腸炎，アメーバ赤痢，虚血性腸炎，子宮内膜症，colitis cystic profunda などがあげられる．内視鏡所見からのみでは悪性腫瘍との鑑別が難しい場合もあるが，好発部位（前壁）などに留意して鑑別していく．病理学的検討が有用なのは前述したとおりである．

VI　治　療

MPS の治療法は直腸脱があるかどうかが一つのポイントになる．直腸脱がない場合はいきみなどの排便の指導が重要である．また多くの場合，便秘が原因，誘因となっているため，緩下剤による排便コントロールを行う．海外では排便の制御のため biofeedback（不随意活動を工学的方法で測定して知らせ，意識的に制御する訓練を行う．心身症の治療に用いられる）が有効であるという報告もあるが[9]，再発が多いことや効果についても一定の見解はない．またステロイドやスクラルファートなどの局所療法についても有効であるという報告例がある．

直腸脱がある場合や保存的治療法が無効な場合は外科的な手術が考慮される．病変部の局所切除，粘膜縫縮術については短期的な効果があっても長期的な有用性については明らかではない．直腸脱に対しては直腸粘膜固定術が行われる．

文献

1) Martin CJ, Park TG, Biggart JD, et al：Solitary rectal ulcer syndrome in Northern Ireland. Br J Surg 1981；68：744-747
2) Tjandra JJ, Fazio VW, Church JM, et al：Clinical conundrum of solitary rectal ulcer. Dis Colon Rectum 1992；35：227-234
3) Morio O, Meurette G, Desfourneaux V, et al：Anorectal physiology in solitary ulcer syndrome：a case-matched series. Dis Colon Rectum 2005；48：1917-1922
4) Sood SK, Garner JP, Amin SN, et al：Spontaneous resolution of solitary rectal ulcer syndrome during pregnancy：report of a case. Dis Colon Rectum 2008；51：1149-1152
5) Madigan MR, Morson BC：Solitary ulcer of the rectum. Gut 1969；10：871-881
6) 太田玉紀，味岡洋一，渡辺英伸：直腸の粘膜脱症候群—病理の立場から．胃と腸 1990；25：1301-1311
7) 岩下明徳，原岡誠司，八尾隆史：cap polyposis と粘膜脱症候群はどうちがうのか—病理の立場から．胃と腸 2002；37：651-660
8) 二上敏樹，斎藤彰一，相原弘之，他：粘膜脱症候群（MPS）．消化器内視鏡 2008；20：1339-1343
9) Rao SS, Ozturk R, De Ocampo S, et al：Pathophysiology and role of biofeedback therapy in solitary rectal ulcer syndrome. Am J Gastroenterol 2006；101：613-618

〔長沼　誠，岩男　泰，日比紀文〕

2 炎症性腸疾患

5. 急性出血性直腸潰瘍

> **内科医にひとこと**
> 脳血管障害や寝たきりなどの危険因子をもつ患者において無痛性の肛門出血をみた場合には，まず本症を念頭におき，本症が疑われた場合には適切な治療（①緊急内視鏡による止血，②止血困難例は外科治療）を速やかに行う．

I 診 断

急性出血性直腸潰瘍は，脳血管障害などのさまざまな基礎疾患を有する高齢者が突然無痛性の肛門出血で発症する疾患で[1)2)]，重篤な場合にはショック状態を呈し，大量出血のため40〜69％に輸血が施行されている．本疾患は1980年に河野ら[1)]により初めて報告され，その後広岡ら[2)]により上記のような臨床像がまとめられて以来注目される疾患の一つになった．

1. 患者背景

これまでに報告された，本症患者にみられた基礎疾患や，本症発症への関与が示唆されている薬剤や患者の体位などの背景因子を表Ⅱ-9に示した[1)〜12)]．初期には本症報告例の多くは基礎疾患として脳血管障害を合併したものであったが，その後心疾患，神経疾患，糖尿病，悪性腫瘍，整形外科疾患，腎不全，敗血症などさまざまな疾患への合併が報告されている[1)〜12)]．

中村ら[4)]は本疾患患者のほとんどが寝たきりであることに着目し，本症の発症に仰臥位寝たきり状態の姿勢が重要であることを示した．一方，Okuら[11)]は本症の30％は寝たきりでない状態で起こっており，このような症例の多くは糖尿病や血管系疾患を合併していたことを報告している．

また，本疾患における消炎鎮痛坐薬の関与が示唆されており，Levyら[13)]はindomethacin坐薬と直腸出血の関係を検討し，1日150 mgの

表Ⅱ-9 急性出血性直腸潰瘍における基礎疾患と背景因子

1.	基礎疾患	脳血管障害，心疾患，神経疾患，糖尿病，腎不全，敗血症，悪性腫瘍（胃癌，食道癌，胆管癌，膵臓癌，肺癌，腎臓癌など），整形外科疾患（骨折，関節リウマチなど），肺炎，出血性胃潰瘍，ネフローゼ症候群，特発性血小板減少性紫斑病，原発性胆汁性肝硬変，結節性多発性動脈炎，など
2.	薬 剤	消炎鎮痛坐薬，抗凝固薬・抗血小板薬
3.	体 位	仰臥位

> **Point ≪診　断≫**
> - 初期の報告例の多くは基礎疾患として脳血管障害を合併していたが，その後心疾患，神経疾患，糖尿病，悪性腫瘍，整形外科疾患，腎不全，敗血症などさまざまな疾患への合併が報告されている．中村らは本疾患患者のほとんどが寝たきりであることに着目し，本症の発症に仰臥位寝たきり状態の姿勢が重要であることを示した．
> - 危険因子を有する患者が，突然無痛性の肛門出血をきたした場合には，まず本症を疑い診断と治療の目的で速やかに内視鏡検査を行う必要がある．

坐薬を使用した場合1～2週で直腸出血が起こりうるが，1日50 mgでは直腸の炎症は軽度で，出血には至らなかったと報告している．われわれも，手術不能の食道癌患者が，疼痛に対してボルタレン®坐薬100 mgを19日間使用後，直腸潰瘍より出血をきたした症例を経験している[5]．

浪崎ら[6]は，便秘，長時間の仰臥位，坐薬の3因子の複数要因で本疾患が発症することが多いことを報告している．さらに，Okuら[11]は患者の半数以上に抗凝固薬や抗血小板薬が投与されていたことより，本症発症におけるこれらの薬剤の関与を示唆している．

2．内視鏡的特徴

上述のような危険因子を有する患者が，突然無痛性の肛門出血をきたした場合には，まず本症を疑い診断と治療の目的で速やかに内視鏡検査を行う必要がある．本症の最終診断は内視鏡検査でなされるが，直腸潰瘍の特徴は以下のように報告されている[3)6)11)～14)]．①潰瘍は歯状線近傍（多くは4～5 cm以内）に認められる．②形態は不整形，地図状ないし帯状，類円形で，歯状線に接して輪状配列を呈することが多く，潰瘍底を伴わないDieulafoy型も存在する．③潰瘍の部位は直腸前壁に多いとする報告や一定の傾向を認めないという報告がある．④潰瘍は，単発例，多発例が報告されている．⑤多くが露出血管を伴っており，浪崎ら[6]はその頻度は87%であったと報告している．

われわれが経験したDieulafoy型直腸潰瘍の症例を呈示する．症例は80歳代男性，心疾患で入院中に突然大量の肛門出血をきたした．内視鏡検査にて下部直腸に出血を伴う露出血管を認めたが，明らかな潰瘍は認めなかった（図Ⅱ-22）．クリップ法により止血が得られ，その後再出血を認めなかった．

Ⅱ　病因・病態

本疾患の原因として，はじめにもっとも支持された説は脳血管障害や重症疾患に伴うストレス潰瘍説であった[1)2)]．安尾[15]は脳疾患患者の直腸粘膜血流量と血中カテコールアミンを測定した結果，意識レベルの低下に伴い血中ノルアドレナリンの上昇，ドパミンの低下がみられ，それに伴って直腸粘膜血流量の低下が起こり，こ

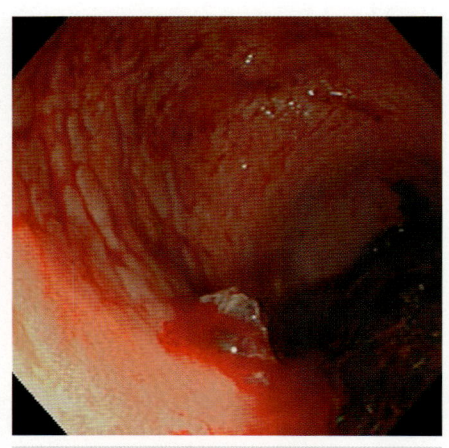

図Ⅱ-22　Dieulafoy型直腸潰瘍の内視鏡所見

> **Point ≪病因・病態≫**
> ● 本疾患の原因について，初期には脳血管障害や重症疾患に伴うストレス潰瘍説が考えられていた．
> ● その後，中村らにより，本疾患の好発部位である下部直腸においてのみ側臥位から仰臥位への体位変換により有意な粘膜血流の低下を認めたことが報告された．
> ● 消炎鎮痛坐薬，抗凝固薬や抗血小板薬のほか，敗血症などによる血流障害，宿便の関与なども指摘されている．

のことが直腸潰瘍形成を惹起しうることを報告している．

その後，中村ら[4]は本症の病因として仰臥位寝たきり状態が重要と考え本症患者の体位による血流の測定を行ったところ，本疾患の好発部位である下部直腸においてのみ側臥位から仰臥位への体位変換により有意な粘膜血流の低下を認めたことを報告した．本疾患患者の多くが基礎疾患のため寝たきりであることを考えると，中村らの指摘した長期間の仰臥位姿勢による血流低下説は説得力が高い．一方，Okuら[11]は，寝たきり状態でない本症発症例の多くが糖尿病や血管系疾患を合併していたことより，本症の病因として仰臥位姿勢に加え動脈硬化性病変の関与を示唆している．

また，前述したように消炎鎮痛坐薬，抗凝固薬や抗血小板薬のほか，敗血症などによる血流障害，宿便の関与なども指摘されている[2)10)11)13]．

III 鑑別診断

突然の血便・肛門出血をきたすすべての疾患が鑑別疾患の対象になりうるものと考えられる．その意味では，大腸憩室，虚血性大腸炎，痔からの出血も広い意味での鑑別の対象となるが，ここでは直腸に病変を有し内視鏡所見を含めて本症との鑑別診断がとくに問題となる疾患を取り上げ表II-10に示した．

宿便性潰瘍は，大腸内に停滞した糞便塊が粘膜を直接圧迫することにより静脈還流を障害し，うっ血，血栓形成，壊死をきたし潰瘍が形成されると考えられている[14]．長期臥床を強いられるようなさまざまな基礎疾患を有する高度便秘の高齢者に多くみられることより，とくに本症との鑑別が問題となるものと考えられる．宿便性潰瘍は，直腸，S状結腸が好発部位であり，このうち直腸が6割程度とされているが深部大腸での発生も報告されている[14]．内視鏡所見は，単発ないし多発の不整形地図状潰瘍であるが，通常，歯状線近傍にはみられないと報告

表II-10 急性出血性直腸潰瘍の鑑別疾患とそのポイント

鑑別すべき疾患	鑑別のポイント
1．宿便性潰瘍	高度の便秘，直腸～S状結腸に好発するが歯状線近傍はまれ
2．直腸粘膜脱症候群	いきみの習慣，比較的若年者に好発
3．放射線照射性腸炎	婦人科，泌尿器科領域の悪性腫瘍に対する放射線治療の既往，典型的な血管拡張所見
4．虚血性直腸潰瘍	直腸にびまん性炎症を認める

> **Point ＜鑑別診断＞**
> ●突然の血便・肛門出血をきたすすべての疾患が鑑別疾患の対象になりうるものと考えられる．その意味では，大腸憩室，虚血性大腸炎，痔からの出血も広い意味での鑑別の対象となる．

されている[14]．高度の便秘の有無や潰瘍の存在部位などが，本症との鑑別に重要である．直腸粘膜脱症候群は頑固ないきみなどにより，消化管粘膜の一部が逸脱を繰り返すことにより慢性的な機械的刺激を受け，粘膜表面に潰瘍や隆起性変化をきたす疾患であり，直腸下部前壁が好発部位とされている[16]．排便時にいきみの習慣のある30歳代の比較的若い成人に多いことが本症との鑑別点として重要である．

放射線照射性腸炎は婦人科領域や泌尿器科領域の悪性腫瘍に対する放射線照射後に発生し，放射線照射後2週間頃より出現する早期障害と，照射後数週間～数年以上後に出現し炎症，潰瘍，狭窄などを呈する難治性の後期障害に分けられる．病変は直腸，回腸にみられることが多く，直腸前壁が好発部位である[17]．放射線照射の既往や，比較的軽症例においては易出血性の鮮やかな赤色の毛細血管拡張所見がみられることが本症との鑑別に有用である．

われわれが経験した，前立腺癌に対する放射線治療後に腸炎を発症した症例の内視鏡像を図Ⅱ-23に示した．特徴的な内視鏡像（赤色の血管拡張所見）にて放射線照射性腸炎と診断された．虚血性直腸炎は高齢者にみられることより本症との鑑別が必要だが，内視鏡像は潰瘍性大腸炎に類似したびまん性炎症所見を呈することより，鑑別は比較的容易とされている[14]．

Ⅳ 治 療

これまでに報告されている本症に対する治療法を表Ⅱ-11に示した[1)～12)18]．本症の治療としては，保存的に治癒できた報告もあるが，本症

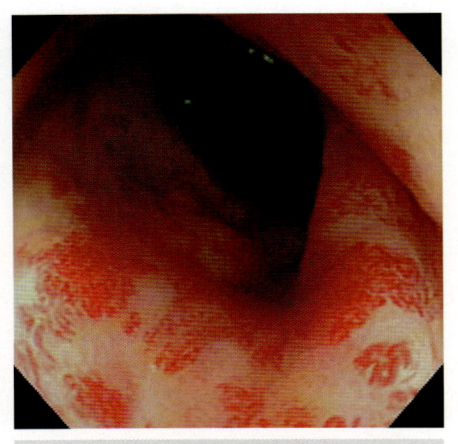

図Ⅱ-23 放射線照射性腸炎の内視鏡所見

表Ⅱ-11 急性出血性直腸潰瘍の治療方法

内科的治療	外科的治療
・保存的治療	・経肛門的結紮術
・圧迫止血（ボスミンタンポン，手指，注腸バルーンなど）	・直腸切断術
・クリップ法	・局所切除術
・局注法（エタノール，高張ナトリウムエピネフリン）	・経肛門的直腸粘膜環状切除術
・ヒートプローブ	
・アルゴンプラズマ凝固	
・内視鏡的結紮術（EVL）	

Point ＜治　療＞

- 本症は原疾患が改善し確実な止血がなされれば予後は良好といわれているため，速やかな止血治療が重要である．治療方法は，① ボスミンタンポンや手指などによる圧迫止血，② 内視鏡を使用した止血，③ 外科的な止血術に大別される．
- 内科的治療無効例に対しては時期を逸することなく外科的治療も考慮すべきと考えられる．
- 止血後は再出血の予防と潰瘍の治癒促進のため，患者を仰臥位で放置せずに適宜体位変換を行うことが重要と考えられる．消炎鎮痛坐薬を使用している場合には，可能なかぎりこれを中止する．
- 本症患者に亜鉛補充を目的として微量元素強化栄養補助飲料を投与したところ，直腸潰瘍の治癒が促進されたことが報告された．

は輸血が必要な程度の大量出血をきたす例が多いため，多くの場合，止血操作が必要になるものと考えられる．また，本症は原疾患が改善し確実な止血がなされれば予後は良好といわれているため，速やかな止血治療が重要である．治療方法は，① ボスミンタンポンや手指などによる圧迫止血，② 内視鏡を使用した止血〔クリップ法，高張ナトリウムエピネフリン（HSE）やエタノール局注法，ヒートプローブ，アルゴンプラズマ凝固（APC），結紮術〕，③ 外科的な止血術に大別されるが，最近では多くの症例に対して第一選択として内視鏡的止血術が行われ高い治療効果を上げている．しかし，内科的治療無効例に対しては時期を逸することなく外科的治療も考慮すべきと考えられる．

内視鏡的止血術についてさらに具体的にみていくと，大川ら[3]は露出血管に対する止血処置としてクリップ，ヒートプローブ，止血鉗子を原則とするが，いったん出血を止めるためにHSEの局注を行い，露出血管のはっきりしない出血に対してはAPCを行うことを報告している．また，潰瘍が肛門にかかっており，露出血管も肛門にある場合には局注やクリップなどの止血処置は行うべきではないとも報告している．Okuら[11]もクリップ法により76.9％に止血が得られ，有用な治療法と報告している．一方，浪崎ら[6]は，歯状線からの距離が4cm未満の直腸潰瘍では，クリップ法を第一選択とした場合，止血しえたのは53.8％であったが，局注法を第一選択とした場合には83.3％であった

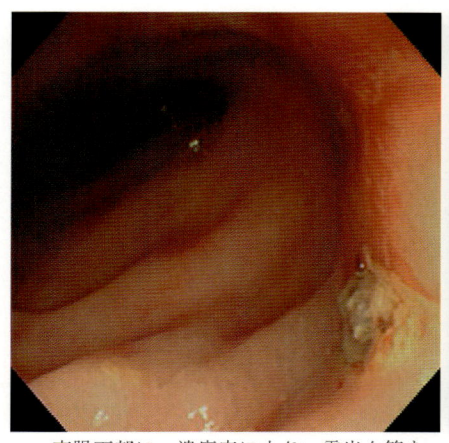

a：直腸下部に，潰瘍底に小さい露出血管を有する潰瘍を認めた．　　b：速やかにクリップ法による止血を行った．

図Ⅱ-24　クリップ法による止血

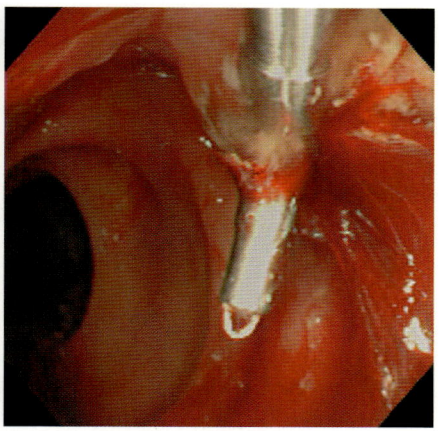

図Ⅱ-25 急性出血性直腸潰瘍の診断と治療の流れ

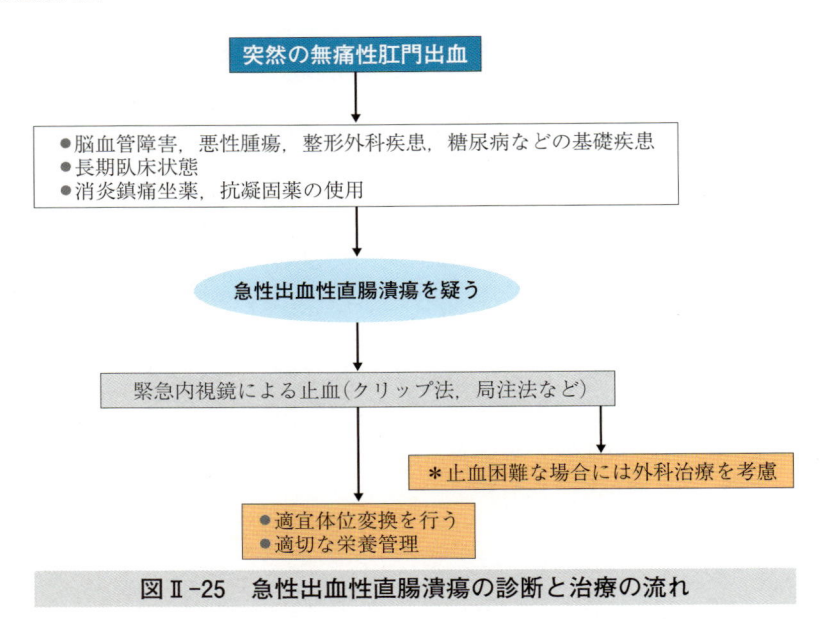

```
突然の無痛性肛門出血
   ↓
・脳血管障害，悪性腫瘍，整形外科疾患，糖尿病などの基礎疾患
・長期臥床状態
・消炎鎮痛坐薬，抗凝固薬の使用
   ↓
急性出血性直腸潰瘍を疑う
   ↓
緊急内視鏡による止血（クリップ法，局注法など）
   ↓                → ＊止血困難な場合には外科治療を考慮
・適宜体位変換を行う
・適切な栄養管理
```

ことより，とくに歯状線より 4 cm 未満の直腸潰瘍においては局注法がクリップ法より適切な傾向にあると報告している．また，止血後は再出血の予防と潰瘍の治癒促進のため，患者を仰臥位で放置せずに適宜体位変換を行うことが重要と考えられる[3)4)]．消炎鎮痛坐薬を使用している場合には，可能なかぎりこれを中止することも再出血の予防において大切である．

クリップ法により止血が得られた 1 症例を呈示する．症例は泌尿器系の悪性腫瘍で治療中の男性で，長期臥床中に突然肛門出血をきたした．内視鏡挿入時，直腸下部に潰瘍底に小さい露出血管を有する直腸潰瘍を認めた（**図Ⅱ-24a**）．観察中に同部からの出血を認めたため，速やかにクリップ法による止血を行った（**図Ⅱ-24b**）．止血後，体位変換を適宜行うよう指導し再出血は認めなかった．

重篤な基礎疾患を有する寝たきり症例の多くは栄養障害や微量元素欠乏を合併している可能性が示唆される．最近木村ら[19)]は，本症患者の多くが創傷治癒に重要な働きをする亜鉛が低値であったことより，亜鉛補充を目的として微量元素強化栄養補助飲料を投与したところ，直腸潰瘍の治癒が促進されたことを報告した．木村らの報告は，今後本症に対し早期に栄養サポートチーム（NST）が介入し，微量元素補充を含む栄養療法を行うことにより本症の潰瘍治癒が促進される可能性を示しており興味深い．

おわりに

急性出血性直腸潰瘍の診断から治療について述べてきたが，最後にこれらの流れを**図Ⅱ-25**に示した．今後高齢者人口の増加に伴い，本症がさらに増加することが予想される．合併している基礎疾患の重症度にもよるが，確実に止血が得られれば本症の予後は比較的良好と考えられているので，まず本症の存在を念頭におき，本症が疑われた場合には適切な治療を速やかに行うことが重要と考えられる．

文献

1) 河野裕利，勝美正治，浦 伸三，他：脳疾患患者にみられた急性出血性直腸潰瘍の 2 症例．日本大腸肛門病会誌　1980；33：222-227
2) 広岡大司，湯浅 肇，板倉恵子，他：急性出血性直腸潰瘍—臨床像を中心に．Gastroenterol Endosc　1984；26：1344-1350

3) 大川清孝, 青木哲哉, 上田　渉, 他：急性出血性直腸潰瘍. 胃と腸　2005；40：643-646
4) 中村志郎, 大川清孝, 原　順一, 他：急性出血性直腸潰瘍50例の臨床的検討. Gastroenterol Endosc　1997；39：175-182
5) 飯塚政弘, 千葉満郎, 石井伸明, 他：内視鏡的に止血し得た急性出血性直腸潰瘍の1例. Gastroenterol Endosc　1991；33：766-770
6) 浪崎　正, 辻本達寛, 鶴薗卓也, 他：急性出血性直腸潰瘍18例における臨床的および内視鏡的検討. Gastroenterol Endosc　2003；45：1225-1231
7) 山本　博, 永山恵子, 脇谷勇夫, 他：急性出血性直腸潰瘍17例の臨床的検討. Gastroenterol Endosc　1991；33：2052-2058
8) 西田　博, 佐藤達之, 岡野　均, 他：急性出血性直腸潰瘍の4例. Gastroenterol Endosc　1986；28：1633-1641
9) 坂　充, 鶴井光治, 関　俊夫, 他：急性出血性直腸潰瘍の2例. 消化器内視鏡の進歩　1990；36：390-391
10) 加納俊彦, 松本重剛：急性出血性直腸潰瘍の2例. 広島医学　1989；42：54-57
11) Oku T, Maeda M, Ihara H, et al：Clinical and endoscopic features of acute hemorrhagic rectal ulcer. J Gastroenterol　2006；41：962-970
12) 中沢和之, 森畠康策, 前田浩輝, 他：内視鏡的結紮術で止血しえた直腸 Dieulafoy 潰瘍の1例. Gastroenterol Endosc　2003；45：1251-1254
13) Levy N, Gaspar E：Rectal bleeding and Indomethacin suppositories. Lancet　1975；Ⅰ：577
14) 清水誠治：急性出血性直腸潰瘍と宿便性潰瘍. 日本大腸肛門病会誌　2001；54：955-959
15) 安尾　信：脳疾患に合併する直腸潰瘍の発生機序に関する研究. 聖マリアンナ医大誌　1984；12：168-181
16) 杉田　昭：直腸粘膜脱症候群. 日比紀文 編：炎症性腸疾患. 2001：221-224, メジカルビュー社, 東京
17) 趙　栄済, 河村卓二, 小川真実, 他：放射線照射性腸炎. 胃と腸　2005；40：647-651
18) 秋谷行宏, 古川清憲, 鈴木英之, 他：止血に難渋した急性出血性直腸潰瘍に対し経肛門的直腸粘膜環状切除が有効であった1例. 日本大腸肛門病会誌　2008；61：199-203
19) 木村廉明, 赤星和也, 八尋美保子, 他：急性出血性直腸潰瘍に対する Nutritional Support―潰瘍治癒に及ぼす亜鉛補充の効果. Dig Absorp　2008；31：13-17

〔飯塚政弘, 相良志穂〕

3 悪性疾患

1. 直腸癌
―治療の新知見―

> **内科医にひとこと**
> 直腸癌の症状としての，排便時出血や血便，便秘や下痢などの排便異常，腹部膨満，腹痛，貧血などを認めた場合は，大腸内視鏡検査を行うことが治療で根治できる大腸癌（結腸・直腸癌）の発見につながる．さらに早期発見・予防のために，患者に大腸癌検診の便潜血検査の受診を勧めることが重要である．

はじめに

直腸癌は，結腸癌と比較すると治癒切除例の5年生存率で結腸癌83.7％，上部・下部直腸癌77.1％と予後が悪く，再発率も高い．直腸癌の治療の困難性は，解剖学的な問題と直腸術後の機能障害である．解剖学的問題としては，直腸は，①腹腔内と違い，骨に囲まれた狭い骨盤内に存在する，②リンパ流は，下腸間膜動脈に沿った上方向と内外腸骨動脈に沿った側方向の2系統がある，③泌尿生殖器およびそれを支配している自律神経系と近接している，という点である．これらの問題により，狭い部位での手術操作が必要なうえ，2系統のリンパ節郭清や自律神経温存という高い技術と解剖学的知識・経験が必要となる．また，術後排便機能障害，排尿障害，性機能障害などが起こりやすく，直腸癌術後のQOLが低下する．

そのため，直腸癌の診療においては，術前に適切な診断を行い，根治性と術後QOLに配慮した治療方針を立てることが重要となる．

I 診 断

直腸癌の術前診断は，大腸癌に対する診断方法と大きな違いはない．しかし，直腸癌の治療は，他の大腸領域と異なり，より正確な腫瘍の局在，大きさ，形状，深達度，リンパ節転移の有無が求められ，また直腸癌特有の肛門縁からの距離という因子も重要となる．これは，直腸癌の外科的治療法が，腫瘍に対する根治性と術後の機能障害という両者を配慮し，内視鏡的切除，局所切除，腹腔鏡下，開腹による手術法やリンパ節郭清の範囲，側方郭清の適応などの多くの選択肢があり，それぞれの手術法により手術侵襲が異なり，術後の機能障害や合併症の頻度も異なるからである．

II 大腸癌治療ガイドラインにおける直腸癌の治療方針（図III-1）

早期直腸癌の治療方針は，大腸癌治療ガイドライン2005年版[1]に示されている．特徴的な

3. 悪性疾患

> **Point ≪内視鏡治療≫**
> - 内視鏡治療の適応の原則は，「リンパ節転移の可能性がほとんどなく，腫瘍が一括切除できる大きさと部位にある」である．
> - 内視鏡治療の手法として最近では，一括切除を目的として特殊なデバイスを用いる ESD が行われ，一部の 2 cm 以上の病変に対して行われるようになってきている．

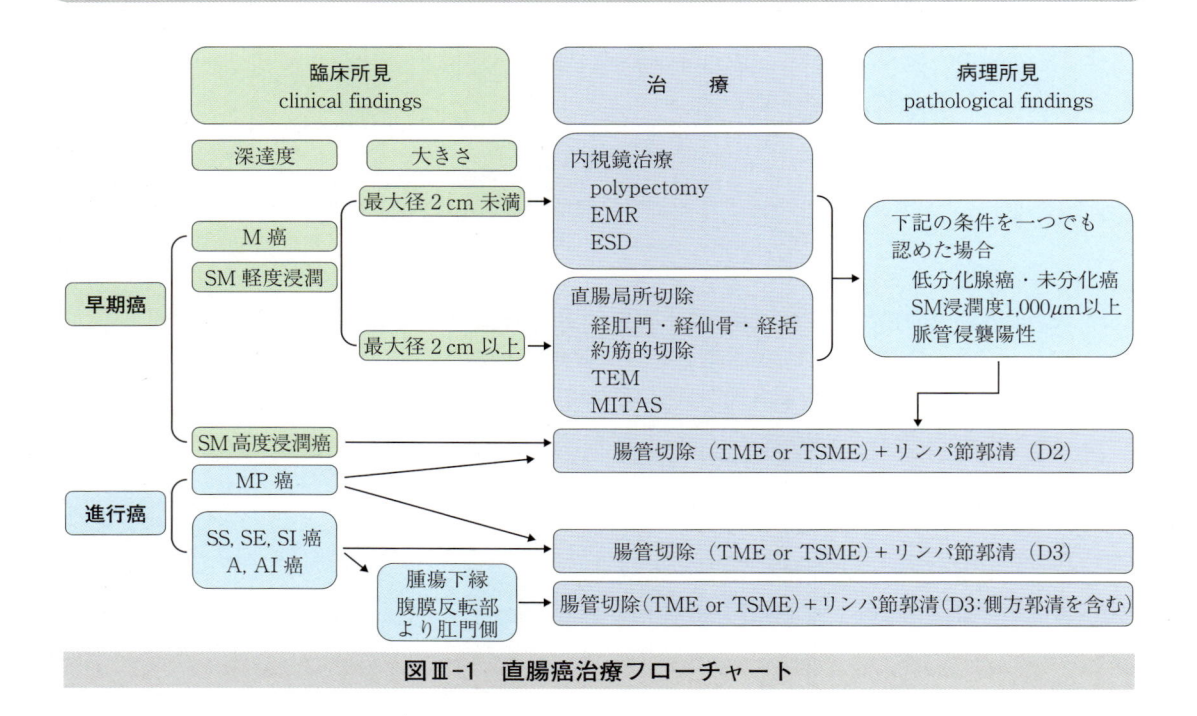

図Ⅲ-1 直腸癌治療フローチャート

臨床所見 clinical findings		治療	病理所見 pathological findings
深達度	大きさ		

早期癌
- M 癌／SM 軽度浸潤
  - 最大径 2 cm 未満 → 内視鏡治療（polypectomy／EMR／ESD）
  - 最大径 2 cm 以上 → 直腸局所切除（経肛門・経仙骨・経括約筋的切除／TEM／MITAS）
  - → 下記の条件を一つでも認めた場合：低分化腺癌・未分化癌，SM 浸潤度 1,000 μm 以上，脈管侵襲陽性
- SM 高度浸潤癌 → 腸管切除（TME or TSME）＋リンパ節郭清（D2）

進行癌
- MP 癌 → 腸管切除（TME or TSME）＋リンパ節郭清（D2）
- SS, SE, SI 癌／A, AI 癌 → 腸管切除（TME or TSME）＋リンパ節郭清（D3）
- 腫瘍下縁 腹膜反転部より肛門側 → 腸管切除（TME or TSME）＋リンパ節郭清（D3：側方郭清を含む）

点は，直腸癌では，肛門からの操作が可能なため，2 cm 以上の大きさで内視鏡的粘膜切除術（endoscopic mucosal resection：EMR）ができない場合，経肛門的切除ができることである．

臨床上問題となるのは，直腸 SM 癌の治療方針である．直腸 SM 癌のリンパ節転移率は大腸癌治療ガイドラインによると 12% である．直腸 SM 癌に対してリンパ節郭清を伴う腸管切除を行うと，直腸切除による排便機能障害などの問題が少なからず生じる．SM 癌リンパ節転移率から考えると 88% の患者に対して必要のない手術を行っていることになる．このため，SM 癌に対するリンパ節転移を予測できる因子に関して，いくつかの報告がある．

このような点から直腸 SM 癌に対する治療方針として，一期的にリンパ節郭清を伴う直腸切除術を施行するのではなく，経肛門的もしくは経仙骨的な腫瘍を含めた全層切除を行い，切除標本に対して全割病理学的検索を行い，脈管侵襲陽性や低分化癌，SM 浸潤距離 1,000 μm 以上を認めた場合に追加のリンパ節郭清を伴う直腸切除術を行うという方法である．

術前に深達度が SM 高度浸潤癌以上と診断した場合は，はじめから外科切除の方針となる．リンパ節郭清は，術前・術中リンパ節転移が明らかではない症例は，SM 癌では D2 郭清，MP 癌では D2 または D3 郭清，SS/A 以深癌の場合は D3 郭清を行う．また，側方郭清の項で詳細は述べるが，腫瘍下縁が腹膜反転部より肛門側に存在している SS/A 以深癌の場合は，側方郭

> **Point ≪直腸局所切除術≫**
> ● 局所切除術の術式としては，アプローチ法の違いにより，経肛門，経括約筋，経仙骨的切除法がある．比較的新しい術式として，MITAS や TEM といったものがある．

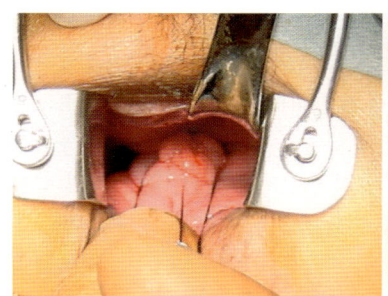

a：開肛器を用いて肛門を展開し，腫瘍の辺縁4カ所に糸をかけて牽引する．

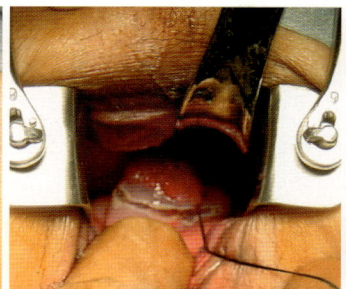

b：腫瘍の粘膜下に生食水を局注し，腫瘍の肛門側から切離を開始する．

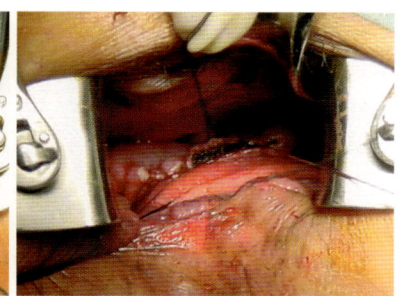

c：切除後は死腔を残さないように結節縫合を行い閉鎖する．

図Ⅲ-2　経肛門的切除術

清を行う．

Ⅲ 内視鏡治療

大腸癌治療ガイドライン2005年版[1]では，内視鏡治療の適応の原則は，「リンパ節転移の可能性がほとんどなく，腫瘍が一括切除できる大きさと部位にある」である．すなわち具体的な適応基準は，

① 粘膜内癌，粘膜下層への軽度浸潤癌
② 最大径2cm未満
③ 肉眼型は問わない

である．内視鏡的治療の手法としては，スネアを用いる polypectomy と EMR があるが，最近では，一括切除を目的として，特殊なデバイスを用いる内視鏡的粘膜下層剥離術 (endoscopic submucosal dissection；ESD) が行われ，一部の2cm以上の病変に対して行われるようになってきている．しかし，ガイドラインでは「大腸の ESD は手技の難度が高いため，まだ一般的な治療とはいえない」とされているので，技術的習得が必要であり適応に関しても注意深く選択すべきである．

内視鏡的治療後の摘出標本の病理組織学的検索で，以下の項目の条件を一つでも認めた場合は，リンパ節転移の可能性が高くなるため，リンパ節郭清を伴う外科的追加切除術を考慮する必要がある．

① pSM（病理学的深達度 SM）断端陽性
② pSM 浸潤距離 $1,000\,\mu m$ 以上
③ 脈管侵襲陽性
④ 組織学的に低分化癌，未分化癌

Ⅳ 直腸局所切除術

局所切除術の適応は，原則としてリンパ節転移のない早期直腸癌である．つまり根治術としての局所切除術の場合は，深達度 M，SM 軽度浸潤の分化型癌で内視鏡的切除が困難な症例がよい適応となる．しかし，実際の臨床の場合，深達度が SM 軽度浸潤か高度浸潤かの術前診断は困難な場合があり，前述のように total biopsy としての局所切除術を行う場合もある．

術式としては，アプローチ法の違いにより，

> **Point ≪前方切除術≫**
> ● 前方切除術は直腸癌に対する肛門機能温存手術の基本となる術式である．経肛門的切除術などの直腸局所手術が会陰側から行うのに対して，前方切除術とは，前方（腹側）からのアプローチ法という意味である．

経肛門，経括約筋，経仙骨的切除法がある．比較的新しい経肛門的切除術の術式として，低侵襲経肛門的局所切除術（minimally invasive transanal surgery；MITAS）や経肛門的内視鏡下マイクロサージェリー（transanal endoscopic microsurgery；TEM）などが行われている．

直腸の局所切除術のアプローチ法として経肛門・経括約筋・経仙骨の三つの方法のなかでは，経肛門的切除が低侵襲で合併症が少ない術式である（図Ⅲ-2）．経肛門的切除では，一般的には直腸指診で触知可能な部位の腫瘍が適応であり，高位の腫瘍への到達や大きな腫瘍の切除は困難である．経仙骨的切除は高位な腫瘍への到達が可能となるが，創感染などの合併症の頻度が高い．また経括約筋的切除は，肛門括約筋を切離し肛門管を開放するため，肛門近くの大きな腫瘍に有効であるが，括約筋切開に伴う術後肛門機能の問題がある．

2005年の第63回大腸癌研究会での直腸癌に対する局所切除術に関するアンケート調査[2]で，経肛門的切除術が995例（86.2%）でもっとも多く行われていて，経仙骨的切除術は140例（12.1%），経括約筋的切除術は12例（1.1%）であった．

1．MITAS[3]

E式，F式といった新しい開肛器を使用して肛門の視野展開を行い，腫瘍をできるだけ肛門側にたぐり寄せた後，腫瘍を牽引するための糸を直腸筋層に数針かけ，この糸を牽引しながら自動縫合器で切除・縫合を同時に行う方法である．従来の経肛門的切除と比較して，出血量は少なく，手術時間も短く，より高位の腫瘍に対しても切除が可能である．

2．TEM[4,5]

硬膜下麻酔，腰椎麻酔，あるいは全身麻酔下にBuess式の手術用直腸鏡システムを使用して，手術操作を行う．CO_2ガスを用いる通気法と非通気法がある．この術式は，肛門縁より20 cm前後の上部直腸までの病変に適応できるが，逆にあまり肛門縁に近い下部直腸腫瘍に対しては，視野と鉗子操作の点で経肛門的切除術のほうが有用なため適応とはならない．内視鏡による拡大視効果により良好な視野が得られ，十分なmarginを確保しながらの一括切除が可能である．把持鉗子と高周波メスで腫瘍の切除を行う．切除部の閉鎖は鉗子を用いて縫合するため，術後出血や潰瘍形成のリスクが軽減できる．

Ⅴ 前方切除術（図Ⅲ-3）

前方切除術は直腸癌に対する肛門機能温存手術の基本となる術式である．経肛門的切除術などの直腸局所手術が会陰側から行うのに対して，前方切除術とは，前方（腹側）からのアプローチ法という意味である．

直腸の肛門側切離線が腹膜反転部より口側に位置する場合を高位前方切除術，腹膜反転部より肛門側に位置する場合を低位前方切除術と呼ぶ．つまり上部直腸進行癌に対しては，適切な肛門側断端距離を保ったtumor-specific mesorectal excision（TSME）＋上方向リンパ節郭清であり，下部直腸進行癌の場合は，TME＋上方向・側方向リンパ節郭清（側方郭清の適応に基づいて）となる．再建法は，linear staplerを用いて直腸を切離した後，経肛門経由で挿入したcircular staplerからトロッカーを出し，直腸断

用語解説

TME(total mesorectal excision：全直腸間膜切除)

1982年Healdら[18]によって，直腸癌術後の局所再発を抑える目的で，全直腸間膜切除(TME)という概念が提唱された．これは，直腸と直腸間膜を直腸固有筋膜に包まれた状態で切除することであり，肛門管直上までの直腸間膜を全切除するという概念である．

しかし，上部直腸癌に対してTMEに従って直腸間膜すべてを切除すると，残存直腸の血流不全を招き縫合不全のリスクが高くなる．そのため，本邦においては直腸癌の肛門側直腸間膜の切除範囲に関する臨床研究が行われ，腫瘍下縁からの直腸間膜内肛門側進展はある一定距離であることが証明され，この結果に基づいて大腸癌治療ガイドライン2005年版[1]では，直腸S状部(RS)癌および上部直腸(Ra)癌では3cm以上，下部直腸(Rb)癌では2cm以上の直腸間膜内進展はまれであるとし，ここまでの切除を推奨している(図)．この一定距離の直腸間膜切除方法は，tumor-specific mesorectal excision(TSME)と呼ばれている．

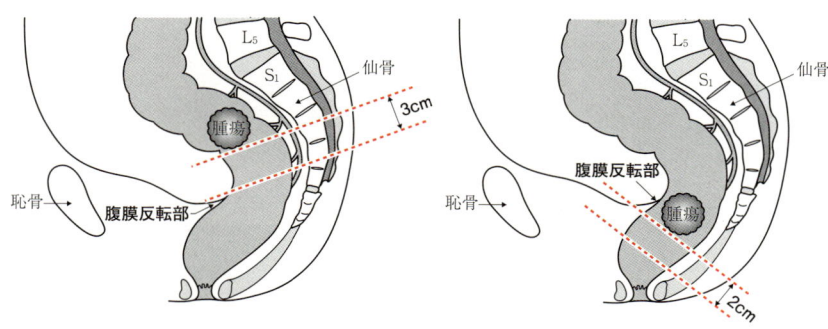

a：腫瘍下縁が腹膜反転部より口側にある場合　　b：腫瘍下縁が腹膜反転部より肛門側にある場合

図　直腸S状部・直腸の腸管傍リンパ節

〔大腸癌取扱い規約［第7版補訂版］，2009；47(金原出版，東京)より引用〕

用語解説

側方郭清

直腸のリンパ流は，上直腸動脈から下腸間膜動脈に沿っていく中枢方向へのものと，中直腸動脈から内外腸骨動脈に沿っていく側方向のものがあることから，本邦では進行Rb癌に対して内・外腸骨リンパ節の郭清を行うことが標準治療とされ，側方郭清と呼んでいる(図)．しかし，欧米では側方リンパ節転移は遠隔転移という考えや側方郭清を行うことにより生じうる性機能障害や排尿障害という合併症の点から標準治療としての側方リンパ節郭清は否定的であり，TMEが標準術式となっている．また，術前の放射線化学療法が標準的治療となっている．

大腸治療ガイドライン2005年版[1]によると，腫瘍がRSやRaに限局する症例の側方転移率は，それぞれ0.1%，1.5%で，きわめてまれである．一方，腫瘍が腹膜反転部より肛門側に存在するRb癌症例の側方転移率は，全症例で9.8%，側方郭清症例で16.7%である．このことから側方郭清の適応は「腫瘍下縁が腹膜反転部より肛門側にあり，かつ，固有筋層を越えて浸潤している症例」としている．

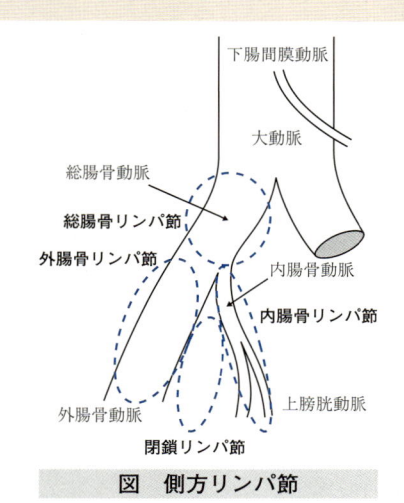

図　側方リンパ節

66　3. 悪性疾患

> **Point** ≪括約筋切除による肛門温存手術≫
> - 下部直腸癌に対して，近年ではより低位での直腸切断術が行われるようになってきた．
> - ISR では術後合併症は比較的多いものの，予後は良好である．

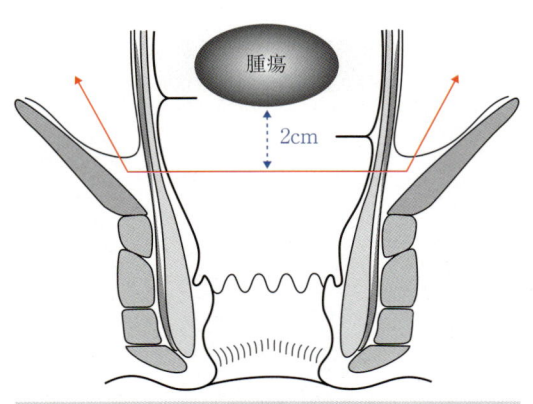

図Ⅲ-3　低位前方切除術

端の staple line の中央部を打ち抜き（**図Ⅲ-4a**），S状結腸あるいは下行結腸に挿入した anvil と接合し（**図Ⅲ-4b**）吻合する double stapling technique（DST）である（**図Ⅲ-4c**）．

　低位前方切除術の場合，とくに吻合部が肛門縁に非常に近くに位置する際，便貯留能を有する直腸がほとんど切除されている状態であり，術後の便貯留能が著しく低下し，頻便を主とする排便機能障害が出現する．このような場合，結腸を用いて pouch を作製し，便の貯留能をもたせる術式がある．

Ⅵ　括約筋切除による肛門温存手術

　進行下部直腸癌に対する手術の場合，癌に対する根治性と肛門機能温存という両面を考えなくてはならない．外科的肛門管近傍に進展しているものや肛門管にかかる直腸癌では，永久人工肛門造設を伴う直腸切断術が必要であった．しかし，近年下部直腸癌に対して，より低位での直腸切断術が行われるようになってきている．

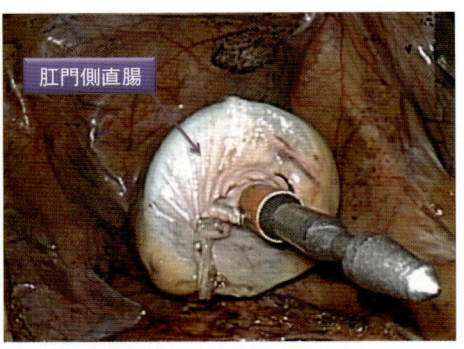

a：肛門から挿入した自動吻合器のトロッカーで，直腸断端中央部に貫通させる．

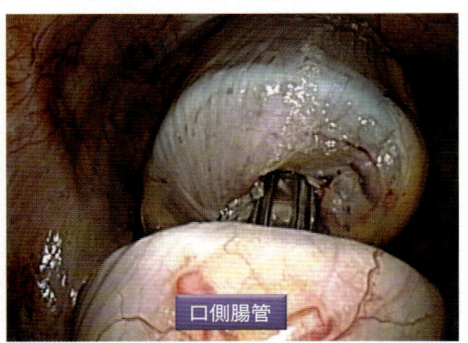

b：巾着縫合を行った口側結腸にアンビルヘッドを装着し，肛門側の自動吻合器本体と連結し，器械吻合を行う．

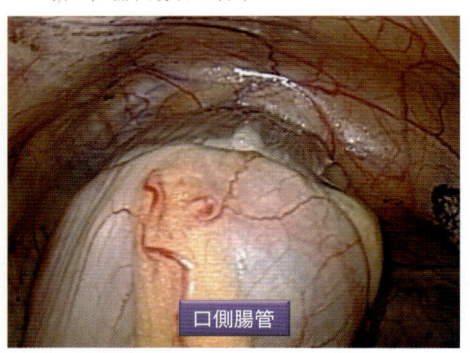

c：吻合完成

図Ⅲ-4　double stapling technique（DST）

1. 内肛門括約筋切除術 (intersphincteric resection；ISR)

肛門にきわめて近い超低位の直腸癌に対して，永久人工肛門を回避するために，外肛門括約筋を温存しながら内肛門括約筋を切除する手術がISRである[6]．

この術式により，従来腹会陰式直腸切断術 (abdomino-perineal resection；APR) の適応であった下部直腸癌症例が，永久人工肛門造設をせずに切除できる可能性が広がってきている．この術式が可能となった根拠としては，器械吻合の導入や骨盤内深部での手術操作の習熟も大きな役割を果たしているが，直腸癌の肛門側への進展についての詳細な臨床研究も重要である．

この点について，上部直腸癌では2～3cmの範囲で肛門側の腸間膜内にリンパ節転移が高頻度にみられたという本邦でのOnoらの報告がある[7]．一方では，下部直腸は間膜が少ないこと，肛門側への進展はリンパ管や静脈の流れに逆行するという理由から，下部直腸癌では肛門側のリンパ節転移はほとんど存在しないことが明らかになっている．また下部直腸レベルでは直腸壁内の肛門側進展距離は2cm未満，その多くは1cm未満である．

2. 肛門管の解剖と術式の定義

ISRの理解には，肛門管の解剖の理解が重要となる (図Ⅲ-5)．

ISRには，内肛門括約筋の切離線により，次の三つに分けられる (図Ⅲ-6)．
① total ISR：内肛門括約筋を全切除する．
② subtotal ISR：内肛門括約筋を歯状線とtotal ISRの切除線までの間で切除する．
③ partial ISR：歯状線と肛門管上縁までの間で内肛門括約筋を切除する．

3. 術後合併症，予後

本邦で積極的に括約筋切除による肛門温存術を施行している7施設のISR症例228例の検討の結果が報告されている[8]．術後合併症は，55例 (24%) と比較的多く認め，縫合不全23例，骨盤内感染10例，吻合部狭窄7例，腸管虚血・壊死4例，瘻孔3例，出血3例，肛門粘膜脱3例などであった．手術関連死は，1例 (0.4%) に認めるのみであった．

術後再発は，30例 (13%) に認め，肺転移11例，肝転移11例，局所再発8例の順であった．累積5年局所再発率は6.7%と低率で，この術式に起因する局所再発の増加は認めなかった．累積5年生存率は92%であり，予後も良好であった．

大腸癌研究会で括約筋切除肛門温存術とAPR症例を対象にQOLの評価を行うプロジェクト研究が進行中であり，各術式間に術後QOLに関して差はなかったと報告している．

4. 外肛門括約筋切除術 (external sphincteric resection；ESR, 図Ⅲ-7)

ISRの概念をさらに進歩させ，白水ら[9]は，腫瘍下縁が歯状線を越える肛門管癌に対して，癌遺残の危険性を回避するために，外肛門括約筋をも切除するESRという術式の概念を発表している．

Ⅶ 直腸切断術

1908年にMilesにより提唱されたAPRは，現在も直腸癌に対する標準手術の一つでMiles手術とも呼ばれている．この術式は肛門を周囲皮膚を含めて切除し，右下腹部にS状結腸による永久人工肛門を造設する方法で，自然排便を行うという肛門機能が廃絶してしまう術式である．

この術式の適応基準は，下部直腸を主体とする進行直腸癌で，深達度A以深 (筋層を越えているもの) で肛門側の切離断端が最低1cmを確保できないものや，内肛門括約筋に浸潤のあ

> **Point** ≪直腸切断術・TPE・腹腔鏡下手術≫
> - 直腸切断術は Miles 手術とも言われており，自然肛門機能は廃絶してしまう術式である．
> - TPE は尿路・排便路の変更が必要で，術後の QOL は著しく障害される．
> - 腹腔鏡下手術は開腹手術と比較して治療成績は同等と考えられているが，現段階では臨床試験において有効性と安全性を確認中である．

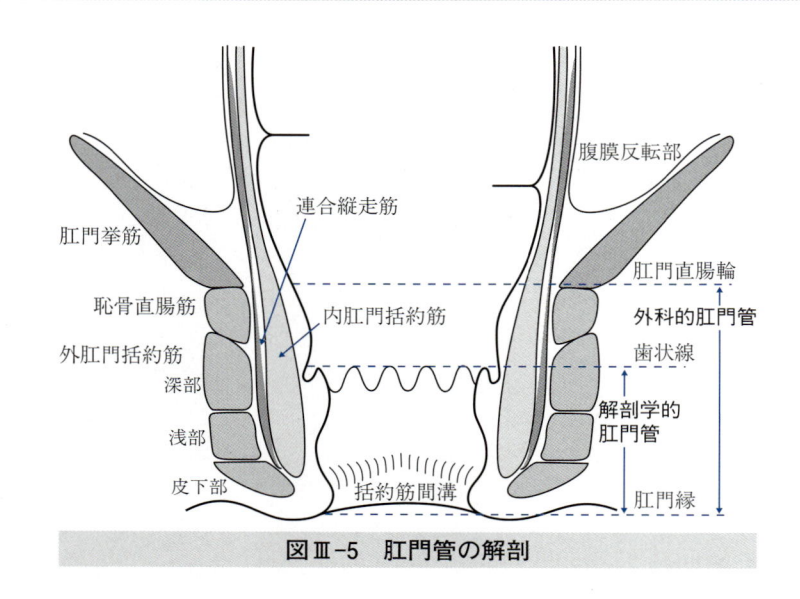

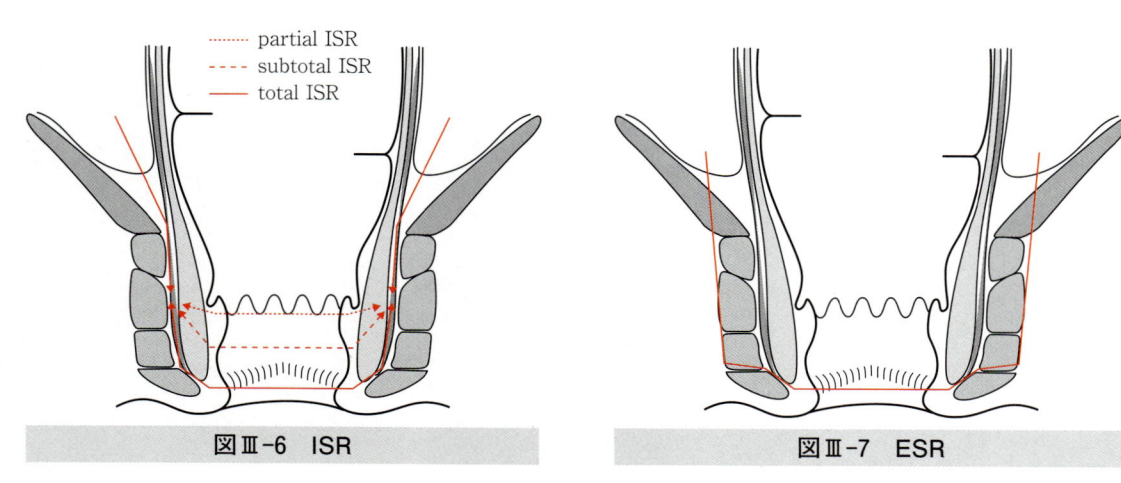

図Ⅲ-5 肛門管の解剖

図Ⅲ-6 ISR

図Ⅲ-7 ESR

るもの，肛門管に著しい浸潤のあるものや下部直腸癌のうち組織型が低分化腺癌のものが適応となる．

Ⅷ 骨盤内臓器全摘術（total pelvic exenteration；TPE）

進行下部直腸癌で隣接臓器への直接浸潤が疑われる場合，男性では直腸・膀胱・前立腺，女

> **Point ＜直腸癌術後に起こりうる機能障害＞**
> ● 直腸周囲に自律神経が走行しているため，排便・排尿・性機能障害が起こりうる．

性では直腸・子宮・膣・膀胱を切除して，さらに内腸骨血管系と骨盤内リンパ節を en-bloc に切除する拡大手術を骨盤内臓器全摘術（TPE）と呼ぶ．女性の場合は，直腸前方に子宮・膣が存在するためここまでの合併切除で膀胱を切除しなくても根治術となる場合が多い．しかし，男性では TPE が必要となることが多い．そのため，尿路変更と排便路変更が必要となり，手術侵襲も大きく，術後の QOL が著しく障害される．

手術適応としては，
① 腹膜播種や遠隔転移がなく，本術式を行うことで根治的切除術が可能である進行直腸癌あるいは骨盤内再発直腸癌症例
② 手術侵襲が大きいため，耐術可能な全身状態である
③ 予後および症状の改善の効果が見込まれる症例
④ 患者が治療内容や術後の機能障害に関して十分理解している症例
である

IX 腹腔鏡下手術

直腸癌に対する腹腔鏡下手術は，低侵襲性と視野の不良な骨盤深部での良好な視野と拡大視効果の有効性が期待できる．しかし，大腸癌治療ガイドライン 2005 年版[1]では，直腸 S 状部（RS）を含む結腸の Stage 0，Ⅰの癌に対する腹腔鏡下手術は外科治療法の一つとして位置づけられているが，直腸癌は現段階では含まれていない．

一般的に大腸癌に対する腹腔鏡下手術と開腹手術の腫瘍学的治療成績は同等と考えられている．また術後の QOL に関して，① 疼痛の軽減，② 入院期間の短縮，③ 整容性が良好である，という点が腹腔鏡下手術のメリットと考えられるが，一方，① 手術時間の延長，② 手術コストが高い，という点がデメリットである．

直腸癌に対する腹腔鏡下手術は，わが国での経験の集積が限定されていることと，腸管切離・吻合操作の難度が高いこと，進行下部直腸癌に適応される側方郭清に関して鏡視下という条件の手術手技がまだ確立していないということもあり，現段階では大腸癌研究会のプロジェクトとして適正に計画された臨床試験として実施され，有効性と安全性を確認中である．

X 直腸癌術後に起こりうる機能障害

直腸は排便機能に関わる臓器である．また直腸の周囲には，直腸を取り囲むように泌尿生殖器系を支配している自律神経が走行している（図Ⅲ-8）．そのため，直腸癌の術後では，結腸癌とは異なり，下記に述べる機能障害が起こりうる（図Ⅲ-9）．

1．排便機能障害

APR では，自然肛門は廃絶し人工肛門造設となる．この場合，術前から術後に予測されるこの変化に対する理解・受容のために人工肛門に関しての説明を行うことは非常に重要である．

また，肛門括約筋が温存された術式の場合でも，直腸切除による便貯留能の低下や肛門括約筋機能低下による頻便，便意促迫，便失禁などの症状が出現する．

2．排尿機能障害

側方郭清などの手術操作により，自律神経系

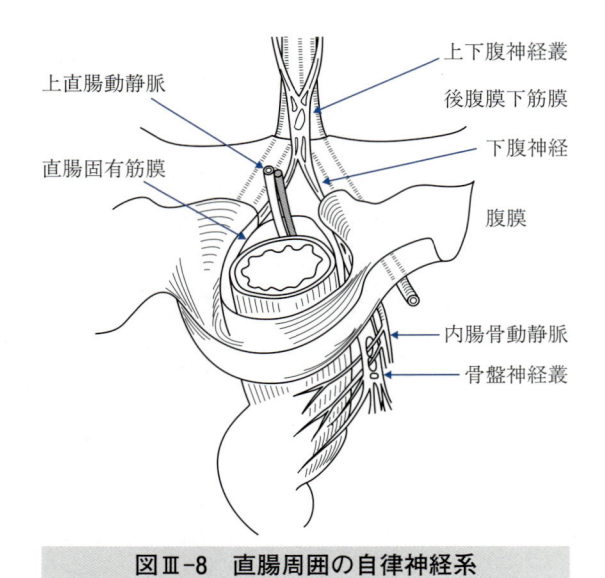

図Ⅲ-8　直腸周囲の自律神経系

図Ⅲ-9　自律神経温存形態と温存機能

が完全に切除されると自力では排尿が困難となり，自己導尿や膀胱留置カテーテルが必要となる．自律神経系が温存されていても手術直後は排尿障害をきたすことがあるが，この場合，ほとんどの症例で回復し排尿障害は残らない．

3．性機能障害

自律神経の切除による性機能障害は男性では明らかになっている．勃起障害は骨盤神経叢とその末梢枝のいずれかが切除されると起こる．射精障害は両側下腹神経が切除されると，精液が体外には射出されずに膀胱内に排出される逆行性射精が起こる．

XI　放射線療法

直腸癌は結腸癌と比較すると，術後の局所再発率が高く，直腸癌に特有な局所再発すなわち骨盤内再発をきたし，進行すると周囲組織に直接浸潤することで会陰部や下肢の疼痛，下肢の

> **Point ≪放射線療法≫**
> ● 術前放射線療法併用は手術単独と比較して，局所再発率は低くなるが，生存率に有意差はないという報告が多い．

浮腫，泌尿器系の障害，会陰，膀胱，膣，腸管からの出血を引き起こし，患者のQOLが大きく損なわれる．一方，外科的切除も腫瘍を完全にen-blocで切除し，安全なsurgical marginがとれないと予後の改善にはつながらないため，周囲臓器の合併切除を伴う大きな手術になることが多い．したがって，術後の局所再発をいかに回避できるかが直腸癌外科治療における重要な課題である．本邦では治療成績を向上させるために側方郭清が行われてきているが，欧米では放射線療法が行われている．

1．欧米でのRCT(randomized controlled trial)

25 Gyを投与し手術する術前放射線療法併用群と手術単独群を比較したSwedish Rectal Cancer Trial[10]で，術前放射線療法併用群では手術単独群に比較して有意に術後5年局所再発率が低いことと有意に予後が良好なことが1997年に最初に報告された．その後，13年に及ぶ長期成績でも有意差をもって術前放射線療法併用群は手術単独群よりも局所再発率が低いことを示した[11]．

Dutch Colorectal Cancer Groupでも，術前放射線療法併用群と手術単独群を比較するRCTを行い，最初2001年に術前放射線療法併用群は観察期間中央値2年で有意に局所再発率が低いことを示し[12]，その後2007年に観察期間中央値6年に及ぶ結果でも同様の結果を報告した[13]．しかし，このRCTにおいては，術前放射線療法併用群と手術単独群との間に，有意な生存率の差は認めていない．

2．Meta-analysis

直腸癌に対する放射線療法併用のmeta-analysisの結果でも，術前放射線療法併用群は手術単独群と比較して有意に局所再発率を下げることが報告されている[14)15)]．しかし，生存率に対する放射線療法併用の効果に関してはcontroversialであるが，有意な差がないという報告が多い．

3．術前照射 vs. 術後照射

術前照射には術後照射にはない付加的な治療意義が加わる．すなわち，術後照射では局所再発の抑制という意義があるが，術前照射では腫瘍の縮小・消失により切除範囲を縮小することが可能となり，自然肛門を温存できるという点が考えられる．

XII 化学療法

近年，直腸癌を含めた大腸癌に対する化学療法による治療成績の向上はめざましいものがある．5-FU，irinotecan(CPT-11)，oxaliplatinの三つのkey drugを中心にbevacizumab，cetuximabなどの分子標的治療薬を加えた併用療法により進行再発大腸癌の予後を大幅に改善し，その有用性は術後補助化学療法に関しても検証されてきている．

1．術後補助化学療法

本邦ではStage III直腸癌に対して，二つのRCTがある．いずれも手術単独群を対照としてUFTの術後2年間内服(TAC-CR)[16)]ないし1年間内服(NSAS-CC)[17)]群とを比較した試験である．いずれの試験においてもUFT内服群

> **Point ≪化学療法≫**
> ● FOLFOX，FOLFIRI といった有効性の高い標準治療に，近年では分子標的治療薬が併用されるようになってきており，進行・再発大腸癌の予後を大幅に改善するようになってきた．

が手術単独群と比較して有意に無再発生存率が良好であった．

2．切除不能進行・再発直腸癌に対する化学療法

Stage Ⅳおよび再発直腸癌に対する治療戦略は，まず転移・再発巣の手術的な完全切除が可能かどうかを検討し，切除の適応がないと判断した場合に，全身状態や臓器機能を考慮して化学療法を行うことになる．現在の本邦での直腸癌に対する化学療法に用いる抗癌剤の key drug は，5-FU(+LV)，CPT-11，oxaliplatin の 3 剤である．大腸癌治療ガイドライン 2005 年版[1]では，これらの併用療法である FOLFOX (infusional 5-FU/LV + oxaliplatin) と FOLFIRI (infusional 5-FU/LV + CPT-11) が有効性の高い標準治療とされている．近年，次項で述べる分子標的治療薬が本邦でも使用可能となり，欧米と同様に切除不能進行・再発直腸癌の 1st line 治療として FOLFOX などと併用される．

3．分子標的治療薬

分子標的治療薬とは，癌細胞の増殖に関係する分子を標的として，その機能を阻害することにより抗腫瘍効果を発揮する薬剤である．大腸癌治療に関して，抗 VEGF (vascular endothelial growth factor) 抗体である bevacizumab が 2007 年 4 月に国内承認，抗 EGFR (epidermal growth factor receptor) 抗体である cetuximab が 2008 年 7 月に国内承認された．

おわりに

直腸癌は，直腸という解剖学的特性から，腫瘍の大きさ，局在(肛門縁からの距離)，深達度，リンパ節転移の有無，周囲臓器への浸潤の有無などの因子により，大きく治療法も異なり，手術侵襲度，術後機能障害の程度も異なってくる．今回，直腸癌の治療に関する新知見を示したが，最初の診療段階で重要な診断法は，現在でも直腸診であり，得られる情報も多い．直腸癌治療に関して重要な点は，正確な診断を行い，根治性と術後 QOL を考慮した治療方針を立てることである．

文 献

1) 大腸癌研究会 編：大腸癌治療ガイドライン(医師用 2005 年版)．2005，金原出版，東京
2) 冨木裕一，細田誠弥，笠巻伸二，他：直腸癌の局所切除術の現況 第 63 回大腸癌研究会アンケート調査報告．日本大腸肛門病会誌 2006；59：309-316
3) Maeda K, Maruta M, Sato H, et al：Outcomes of novel transanal operation for selected tumors in the rectum. J Am Coll Surg 2004；199：353-360
4) Whitehouse PA, Armitage JN, Tilney HS, et al：Transanal endoscopic microsurgery：local recurrence rate following resection of rectal cancer. Colorectal Dis 2008；10：187-193
5) Mentges B, Buess G, Schafer D, et al：Local therapy of rectal tumors. Dis Colon Rectum 1996；39：886-892
6) Schiessel R, Karner-Hanusch J, Herbst F, et al：Intersphincteric resection for low rectal tumours. Br J Surg 1994；81：1376-1378
7) Ono C, Yoshinaga K, Enomoto M, et al：Discontinuous rectal cancer spread in the mesorectum and the optimal distal clearance margin in situ. Dis Colon Rectum 2002；45：744-749, discussion 742-743
8) Saito N, Moriya Y, Shirouzu K, et al：Inter-

sphincteric resection in patients with very low rectal cancer : a review of the Japanese experience. Dis Colon Rectum 2006 ; 49 : S13-S22

9) Shirouzu K, Ogata Y, Araki Y, et al : A new ultimate anus-preserving operation for extremely low rectal cancer and for anal canal cancer. Tech Coloproctol 2003 ; 7 : 203-206

10) Improved survival with preoperative radiotherapy in resectable rectal cancer. Swedish Rectal Cancer Trial. N Engl J Med 1997 ; 336 : 980-987

11) Folkesson J, Birgisson H, Pahlman L, et al : Swedish Rectal Cancer Trial : long lasting benefits from radiotherapy on survival and local recurrence rate. J Clin Oncol 2005 ; 23 : 5644-5650

12) Kapiteijn E, Marijnen CA, Nagtegaal ID, et al : Preoperative radiotherapy combined with total mesorectal excision for resectable rectal cancer. N Engl J Med 2001 ; 345 : 638-646

13) Peeters KC, Marijnen CA, Nagtegaal ID, et al : The TME trial after a median follow-up of 6 years : increased local control but no survival benefit in irradiated patients with resectable rectal carcinoma. Ann Surg 2007 ; 246 : 693-701

14) Camma C, Giunta M, Fiorica F, et al : Preoperative radiotherapy for resectable rectal cancer : A meta-analysis. JAMA 2000 ; 284 : 1008-1015

15) Colorectal Cancer Collaborative Group : Adjuvant radiotherapy for rectal cancer : a systematic overview of 8,507 patients from 22 randomised trials. Lancet 2001 ; 358 : 1291-1304

16) Kato T, Ohashi Y, Nakazato H, et al : Efficacy of oral UFT as adjuvant chemotherapy to curative resection of colorectal cancer : multicenter prospective randomized trial. Langenbecks Arch Surg 2002 ; 386 : 575-581

17) Akasu T, Moriya Y, Ohashi Y, et al : Adjuvant chemotherapy with uracil-tegafur for pathological stage III rectal cancer after mesorectal excision with selective lateral pelvic lymphadenectomy : a multicenter randomized controlled trial. Jpn J Clin Oncol 2006 ; 36 : 237-244

18) Heald RJ, Husband EM, Ryall RD : The mesorectum in rectal cancer surgery—the clue to pelvic recurrence? Br J Surg 1982 ; 69 : 613-616

〔樋口哲郎，小林宏寿，杉原健一〕

3 悪性疾患

2. 肛門管癌
―治療の新知見―

> **内科医にひとこと**
> 肛門管癌の外科治療はストーマ造設を伴うことが多く，患者のQOLは著しく低下する．肛門管癌の治療においてストーマ回避はもっとも重要な課題である．肛門管癌の症状は痔核に類似するため慢然とした診断・治療は肛門温存の機会を失うこともあり，肛門管癌を念頭に置いた専門医へのコンサルタントが肝要である．

はじめに

肛門管は恥骨直腸筋上縁から肛門縁までの管状部であり，成人では長さ約3～4cmである．大腸癌取扱い規約[1]では肛門管に病巣の中心がある癌を肛門管癌と定義している．肛門癌との明確な区別はなく，ほぼ同義語として用いられている．肛門管は扁平上皮，移行上皮，円柱上皮から構成されているため，肛門管癌の組織型は多彩であり，診断と組織特性や進行度に応じた治療法の選択が重要である．本稿では，肛門管癌の治療を中心に概説し，最近下部直腸癌や肛門管癌に適応されている括約筋切除を伴う肛門温存術（intersphincteric resection；ISR）を紹介する．

I 組織分類

大腸癌取扱い規約によれば，肛門管癌（悪性上皮性腫瘍）は**表Ⅲ-1**のごとく分類される．全体の約75%を腺癌や粘液癌が占めている[2]が，欧米の分類では直腸型の腺癌は直腸癌に含めているので，肛門管癌の70%は扁平上皮癌である．そのほか頻度は低いが，特殊な上皮から発生する肛門管癌として類基底細胞癌や悪性非上皮性腫瘍である悪性黒色腫[3]，小細胞癌（神経内分泌細胞癌）[4]などがある．

II 診断

発育形態的には，肛門管粘膜から発生した管内発育型肛門管癌に加え，管外性に発育し肛門管の筋層や外側を占居する管外型があり，特徴的な病態を呈する．たとえば，難治性痔瘻病変では慢性炎症によって悪性変化をきたし，腫瘍は瘻管に沿った広がりを示し，粘液癌を呈することが多い．痔瘻癌が疑われるときには硬結や開口部から繰り返し生検を施行することが肝要である．そのほか肛門腺や先天奇形の重複腸管から発生したものも管外性発育形態を示す．管外発育型は肛門管癌の30～50%を占めるとの報告[2]がある．

肛門管癌の症状は出血，腫瘍触知，肛門痛，繰り返す頑固な瘙痒，排便習慣の変化や排便の際のいきみの増加，便狭小化，膿や粘液の分泌，鼠径部リンパ節腫脹など痔核や直腸癌と類似しているが，痔核と比較して特異な点は肛門部の硬結，潰瘍形成や粘液分泌である．しかし，肛

> **Point ≪診　断≫**
> ● 痔瘻癌など管外性に発育する腫瘍の診断と治療には注意を要する．

表Ⅲ-1　肛門管腫瘍の病理組織学的分類

1. 良性上皮性腫瘍
2. 悪性上皮性腫瘍
    2.1. 腺癌および粘液癌　Adenocarcinoma and mucinous adenocarcinoma
        2.1.1. 直腸型　Rectal type
        2.1.2. 肛門腺由来　Anal gland origin
        2.1.3. 痔瘻に合併　Associated with anal fistula
        2.1.4. その他の管外型
    2.2. 扁平上皮癌　Squamous cell carcinoma (scc)
    2.3. 腺扁平上皮癌　Adenosquamous cell carcinoma (asc)
    2.4. 類基底細胞癌　Basaloid carcinoma
    2.5. その他の癌　Miscellaneous carcinoma
3. 乳房外 Paget 病　Extramammary Paget disease
4. 悪性黒色腫　Malignant melanoma
5. 非上皮性腫瘍
6. 腫瘍様病変
    6.1 線維血管性ポリープ　Fibrovascular polyp (線維性 fibrous polyp)
7. その他

〔大腸癌取扱い規約 (第 7 版)[1] より引用〕

門痛や出血など痔核と共通の症状が多く，病変部の詳細な観察が鑑別に必要である．

　肛門管に悪性病変が疑われる場合には，遠隔転移の検索とともに鼠径のリンパ節腫大の有無を触診や CT, MRI などの画像で診断することが必要である．転移性のリンパ節腫大であれば硬く触知される．

Ⅲ　治　療

1. 腺癌および粘液癌

　肛門管癌の治療には手術療法，放射線療法および化学療法があり，単独あるいは組み合わせて行われている．実際には発生する癌腫の組織型によって治療法が異なる．直腸型の腺癌や粘液癌では，M 癌の場合はリンパ節転移がないことより局所切除の適応となる．SM 深層以深への浸潤癌や脈管侵襲陽性例はリンパ節郭清を伴う直腸切断術の適応とされている．肛門腺由来の癌や痔瘻癌では管外性の発育を示すことから断端陽性とならないように十分な局所（会陰，挙筋，括約筋）の切除を伴う直腸切断術が必要となる場合が多い．

　肛門管癌のリンパ節転移は上方向（上直腸動脈に沿う），側方向（内腸骨動脈に沿う）および下方向（会陰，坐骨直腸窩から鼠径リンパ節，外腸骨動脈リンパ節）と多方向にみられることが特徴である．上方向と側方向のリンパ節郭清は直腸癌に準じて行われるが，下方向へのリンパ節転移の頻度が高いことから，鼠径リンパ節転移に対する治療が重要となる．しかし，鼠径リンパ節転移例に対する治療的郭清の 5 年生存率は 20〜30％と不良である．また，深部鼠径リンパ節に至る徹底した郭清は術後の重篤なリンパ

> **Point ≪治　療≫**
> - 扁平上皮癌では放射線治療が第一選択であるが，他の癌では外科治療を基本とする．
> - 外科治療の標準術式は直腸切断術である．
> - リンパ節郭清は直腸癌に準じて行われるが，鼠径リンパ節転移頻度が高く，鼠径部から総腸骨動脈周囲リンパ節郭清が必要である．

うっ滞や浮腫をきたし，術後のQOLを低下させる原因となる．したがって，転移陰性例に対する鼠径リンパ節の予防的郭清については実施している施設は少ないのが現状である．一方，外科手術に化学放射線療法を術前または術後に併施することにより5年生存率は63％，再発率は21％と良好な成績が報告されている[5]．鼠径リンパ節再発に対しては切除により長期生存する症例もみられる[6]ことから，再発巣および浅鼠径リンパ節郭清にとどめるQOLを考慮したリンパ節摘除が勧められる．

2．扁平上皮癌

肛門管扁平上皮癌に対しては放射線治療が第一選択であり，再発例には救済手術を行うことが標準治療となっている．扁平上皮癌は放射線感受性が高く，癌の口側進展が歯状線を越えていなければ，側方，上方へのリンパ節転移はないとの意見もあり，腫瘍径が2cm以下のものや口側への癌の進展が限局したものでは放射線療法のよい適応となる．根治的化学放射線療法後に残存が明らかな場合には切除を検討する．この場合，局所切除が可能であれば，硬結部を局所切除し癌の遺残や浸潤の有無を病理組織学的に検索し，追加切除の必要性を検討する．また，根治術（直腸切断術）を先行する場合は補助療法として骨盤腔や鼠径部への放射線照射が追加される．

化学放射線療法は根治切除と同等の局所制御率が得られ，なおかつ大部分の症例にて肛門括約筋が温存できるため，化学放射線療法のもつ意義は非常に大きいとされている．英国（UKCCCR；UK Co-ordinating Committee on Cancer Research）のランダム化比較試験（RCT）[7]では，肛門の扁平上皮癌に対し45Gyの放射線治療に5-FUとマイトマイシンCを併用することにより，放射線単独群に比べ再発の危険率を46％減少させ（$p<0.0001$），生存率も有意に向上した（$p=0.02$）．European Organization for Research and Treatment of Cancerの局所進行肛門癌（T3-4 N0-3かT1-2 N1-3）に対するRCT[8]でも，5年で化学療法併用群が放射線単独に比べ局所制御率および肛門温存率で各々18％，32％向上した．Radiation Therapy Oncology GroupとEastern Cooperative Oncology GroupによるRCTでも同様の結果が得られている[9]．化学放射線療法での局所制御率は70〜80％，5年生存率は65〜80％程度である．肛門温存率は50〜90％である[10]．肛門管癌に対し初回治療としての外科手術群と化学放射線療法群を比較した報告によると，局所再発率は外科治療群が低いが，化学放射線療法群の再発巣は切除率が高く良好な生存率が得られている[11]．照射の合併症は便失禁，腸管狭窄，慢性下痢，骨盤痛，瘻孔形成，膀胱障害などである．

放射線治療計画ガイドライン[12]によれば，2cm以下の腫瘍（T1）は放射線治療単独で治療する．2cmを超える腫瘍については5-FUとマイトマイシンCの化学療法を併用した化学放射線療法で治療する．表在性で肛門管の遠位部にあり，長径3cm以下で高分化な腫瘍は原発巣のみを照射する．それ以外では原発巣および腫大したリンパ節を照射する．また手術標本の観察結果より約3〜6割の症例が骨盤リンパ節転移を，約15〜20％の症例が鼠径リンパ節転移

をそれぞれ有しているため，骨盤リンパ節と鼠径リンパ節を照射野に含むことが推奨される．解剖学的には上縁は岬角，下縁は肛門縁を十分に含む．外側縁は鼠径リンパ節を十分含むように設定する．ただし上縁については，照射野が大きくなることを考慮し，30 Gy 程度で内外腸骨動脈分岐部まで縮小することが推奨される．

3．その他

肛門管に発生する他の悪性腫瘍として悪性黒色腫や Paget 病など（p.91 を参照）がある．類基底細胞癌は肉眼的に悪性黒色腫に類似する type があるので注意を要する．本邦では類基底細胞癌は直腸切断術が施行されている症例が多いが，欧米では化学放射線療法も積極的に行われている．神経内分泌系細胞から生じる小細胞癌はリンパ節転移率が高く，予後はきわめて不良である[4]．小細胞癌には肺小細胞癌に準じた化学療法も試されている．

Ⅳ 括約筋切除を伴う肛門温存術

従来，局所切除が可能な肛門管癌の条件は肛門機能の観点から挙筋や括約筋切除を必要としない，根治性の面から会陰や坐骨直腸窩へのリンパ行性進展やリンパ節転移のない腫瘍とされていた．肛門温存の意味は括約筋温存あるいは括約筋機能温存と考えられていた．したがって，上記の条件を満たさない症例は直腸切断術が適応されてきた．

しかし，下部直腸癌や肛門管癌（腺癌および粘液癌）に対して内肛門括約筋切除を行う内外括約筋間切除術（intersphincteric resection；ISR，コラム参照）が欧州や本邦から報告されている[13)〜15)]．著者ら[16)]も2001年から肛門管に浸潤する下部直腸癌や肛門管癌症例に対して ISR（図Ⅲ-10, 11）を，さらに筆者ら original の外肛門括約筋（深・浅外肛門括約筋）を部分的または全切除する外括約筋切除肛門温存術（external sphincteric resection；ESR）を導入し（図Ⅲ-10, 12），現時点では機能的にも腫瘍学的にも満足すべき結果が得られている．

表Ⅲ-2 に括約筋切除を伴う肛門温存術式の一覧を示す．Parks[17)] が報告した coloanal anastomosis（CAA）は，腹腔・骨盤腔からのみでは腫瘍切除が難しい場合に径肛門的に切除と結腸

コラム　内外括約筋間切除術（intersphincteric resection；ISR）

ISR は，腹腔側および肛門側から内外括約筋間を剝離・切離線として直視下に歯状線を含めて内肛門括約筋とともに腫瘍を切除する術式である．吻合は経肛門的に結腸（straight またはJ型貯留囊）肛門吻合（図）を施行し，一時的回腸人工肛門を併設する．内肛門括約筋の切除範囲から，歯状線で切除する場合を partial ISR，括約筋間溝から全内括約筋を切除する場合を total ISR，その中間を subtotal ISR と呼ぶことが多い（p.68）．

一方 ESR の切除範囲について，大腸癌研究会プロジェクト研究班では外括約筋切除が全層に及ばない部分的な場合を partial ESR，深・浅外肛門括約筋切除が片側にとどまるものを unilateral ESR，切除が両側にまたがる，あるいは全周性に及ぶ場合を extended ESR としている．

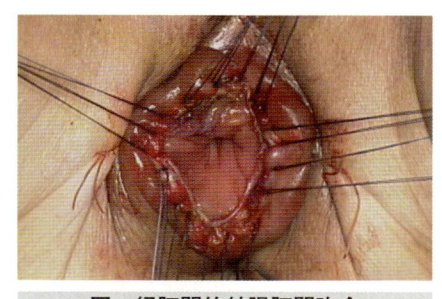

図　経肛門的結腸肛門吻合
吸収糸（3-0）を用いて 16〜20 針のマットレス縫合を施行する．

78   3. 悪性疾患

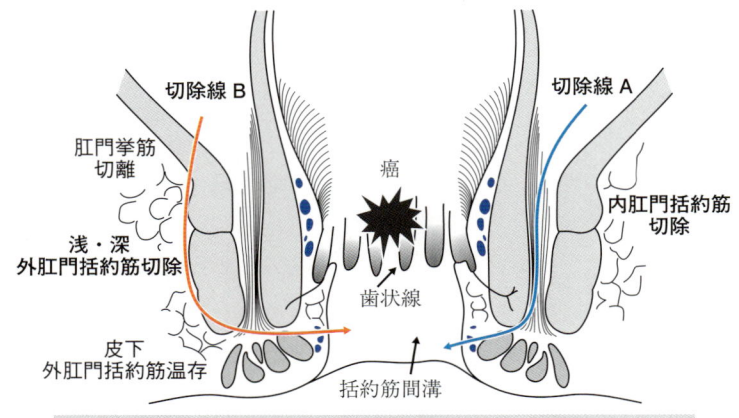

図Ⅲ-10 括約筋切除肛門温存術の切除線
切除線 A：内肛門括約筋切除，切除線 B：外肛門括約筋切除

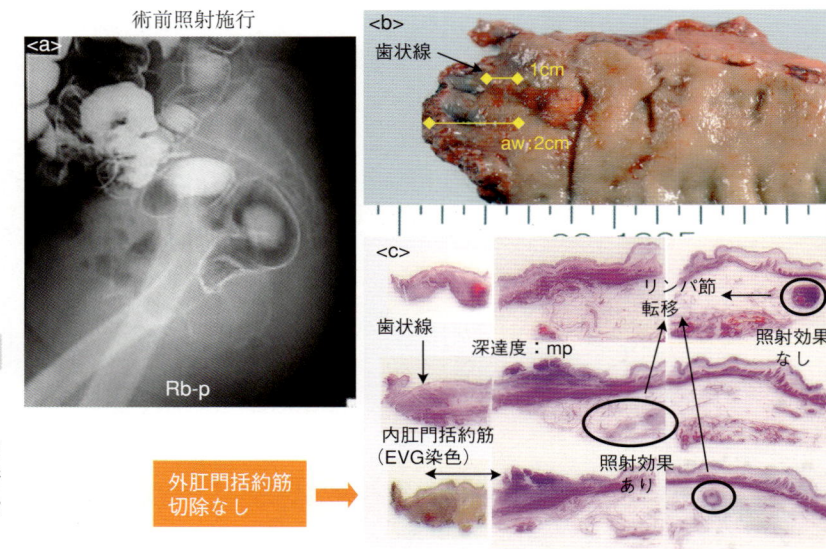

図Ⅲ-11 内肛門括約筋切除症例
a：注腸造影所見
b：摘出標本
c：切除標本のルーペ像．腫瘍は内肛門括約筋へ浸潤している．術前照射例で，瘢痕化したリンパ節転移病巣がみられる．

術前照射施行

図Ⅲ-12 外肛門括約筋切除症例
a：注腸造影所見
b：摘出標本
c：切除標本のルーペ像．外肛門括約筋および後壁の肛門挙筋が確認できる．

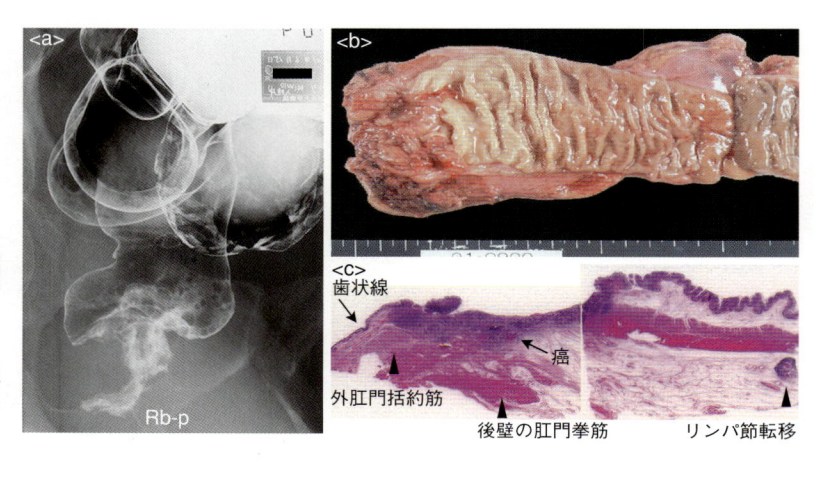

> **Point** ≪括約筋切除を伴う肛門温存術≫
>
> ● 最近，直腸型の肛門管癌では括約筋切除を伴う肛門温存術（内外括約筋間切除術，intersphincteric resection；ISR）が試みられており，新たな肛門温存術式として期待される．

肛門吻合を行う術式である．しかし，CAA はあくまでも下部直腸癌を対象としたもので，肛門管は粘膜抜去または結果的に内肛門括約筋が部分的に切除されることもあるが，ISR とは根本的に異なる術式である．

肛門管にかかる腫瘍では肛門を温存する場合には坐骨直腸窩にリンパ行性に進展した腫瘍遺残の可能性が懸念される．著者らは，肛門管に病変を有する直腸切断術症例の全割標本を組織学的に検討した結果，腫瘍のごく近傍にリンパ管侵襲を認める症例はあるものの，坐骨直腸窩脂肪織内のリンパ節転移やリンパ管侵襲など非連続進展病巣は確認できなかった[18]．つまり，肛門管に浸潤する下部直腸癌や肛門管癌症例の大部分は坐骨直腸窩組織を残しても根治性は保たれるのではないかと考えられる．

一方，ISR を施行した症例の術後排便機能は当初予測した以上に良好で，**表Ⅲ-3** に ISR ス

表Ⅲ-2 括約筋切除を伴う肛門温存術

- Coloanal anastomosis（CAA）
- Intersphincteric resection（ISR）
  1. Partial ISR
  2. Subtotal ISR
  3. Total ISR
- External sphincter resection（ESR）
  1. Unilateral ESR
  2. Extended ESR

表Ⅲ-3 ISR 術後の排便機能（ストーマ閉鎖後 12 カ月）

	Rullier, et al[19] p-ISR + s-ISR（n=14）		Saito, et al[20] p-ISR + t-ISR（n=11）		著者ら t-ISR（n=23）	
	n	%	n	%	n	%
Stool frequency per day						
≦2	9	64	3（≦3）	27	9	39
3〜5	5	36	6（4〜5）	55	11	48
6〜9	0	0	2	18	3	13
Fragmentation	6	43	—	—	8	35
Urgency	4	29	4	36	7	30
Feces-flatus discrimination	12	86	9	82	21	91
Kirwan classification						
Ⅰ	7	50	3	27	13	57
Ⅱ	1	7	3	27	7	30
Ⅲ	6	43	5	45	3	13
Ⅳ	0	0	0	0	0	0
Ⅴ	0	0	0	0	0	0
Wexner's score（mean）					4.1±4.1	

p-ISR：partial ISR, s-ISR：subtotal ISR, t-ISR：total ISR
Kirwan classification Ⅰ：Perfect, Ⅱ：Incontinence of flatus, Ⅲ：Occasional minor soiling, Ⅳ：Frequent major soiling, Ⅴ：Incontinence（required colostomy）

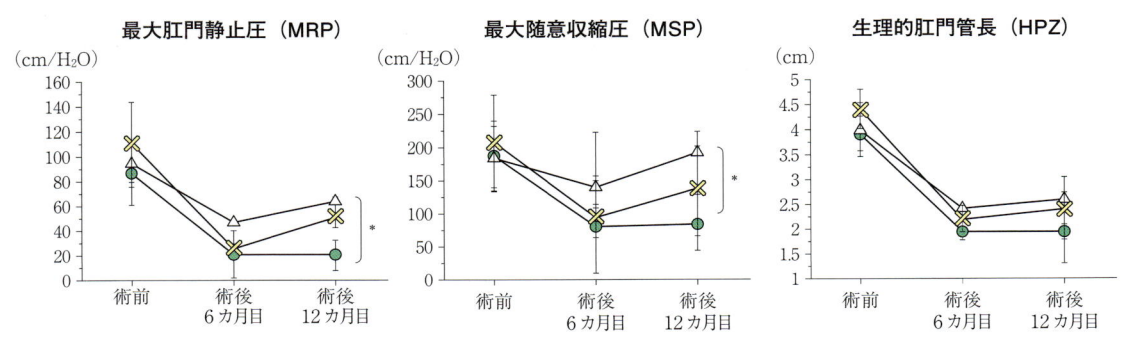

図Ⅲ-13 括約筋切除肛門温存術後の肛門内圧検査

● ISR症例では，内肛門括約筋が切除されているにもかかわらず，最大静止圧は約50％までに回復している．extended ESR症例の術後の回復は不良である．

──ISR　──u-ESR　──e-ESR　＊：$p<0.05$（Mann-Whitney U test）

トーマ閉鎖12カ月後の排便機能を示した．もっとも問題となる便失禁（soiling）は，Kirwan分類でperfectが57％，Wexner's scoreは平均4.1と良好であった．肛門内圧検査では，最大肛門静止圧はストーマ閉鎖12カ月後には術前の約50％まで回復を認めている（図Ⅲ-13）．フランスのRullierら[19]や本邦のSaitoら[20]の結果も術前照射のためやや劣るもののほぼ満足できる成績と思われる．

ISRの適応は，深達度が内肛門括約筋までの直腸型の肛門管癌である．さらにESRを標準化するためには，外肛門括約筋の切除範囲，術後肛門機能や遠隔成績を症例を重ね検討する必要があろう．

おわりに

肛門管癌の外科治療はストーマ造設を伴うことが多く，患者のQOLは著しく低下する．肛門管癌治療におけるQOLを向上させるもっとも重要なことは，ストーマの回避である．化学放射線療法や括約筋切除肛門温存術の進歩や確立によりストーマを適応される頻度は減少している．さらに，できるかぎり多くの症例に肛門温存が可能となることを期待したい．

文献

1) 大腸癌研究会 編：大腸癌取扱い規約（第7版）．2006，金原出版，東京
2) 隅越幸男：肛門癌に関するアンケート調査報告．日本大腸肛門病会誌　1981；35：92-97
3) 峯 孝志，緒方 裕，大北 亮，他：直腸肛門部悪性黒色腫の1例．臨床と研究　1996；73：119-123
4) Shirouzu K, Morodomi T, Isomoto H, et al：Small cell carcinoma of the rectum—Clinicopathological study. Dis Colon Rectum　1985；28：434-439
5) Klas JV, Rothenberger DA, Wong WD, et al：Malignant tumors of the anal canal：the spectrum of disease, treatment, and outcomes. Cancer　1999；85：1686-1693
6) Greenal MT：Recurrent epidermoid carcinoma of the anus. Cancer　1986；57：1437-1441
7) Epidermoid anal cancer：results from the UKCCCR randomised trial of radiotherapy alone versus radiotherapy, 5-fluorouracil, and mitomycin. UKCCCR Anal Cancer Trial Working Party. UK Co-ordinating Committee on Cancer Research. Lancet　1996；348：1049-1054
8) Bartelink H, Roelofsen F, Eschwege F, et al：Concomitant radiotherapy and chemotherapy is superior to radiotherapy alone in the treatment of locally advanced anal cancer：results of a phase Ⅲ randomized trial of the

European Organization for Research and Treatment of Cancer Radiotherapy and Gastrointestinal Cooperative Groups. J Clin Oncol 1997 ; 15 : 2040-2049
9) Flam M, John M, Pajak TF, et al : Role of mitomycin in combination with fluorouracil and radiotherapy, and of salvage chemoradiation in the definitive nonsurgical treatment of epidermoid carcinoma of the anal canal : results of a phase Ⅲ randomized intergroup study. J Clin Oncol 1996 ; 14 : 2527-2539
10) Fuchshuber PR, Rodriguez-Bigas M, Weber T, et al : Anal canal and perineal epidermoid cancers. J Am Coll Surg 1997 ; 185 : 494-505
11) Faynsod M, Vargas HI, Tolmos J, et al : Patterns of recurrence in anal canal carcinoma. Arch Surg 2000 ; 135 : 1090-1095
12) 日本放射線科専門医会・医会, 日本放射線腫瘍学会, (社)日本医学放射線学会 編 : 放射線治療計画ガイドライン. 2004, 日本放射線科専門医会・医会, 埼玉
13) Schiessel R, Karner-Hanusch J, Herbst F, et al : Intersphincteric resection for low rectal tumors. Br J Surg 1994 ; 81 : 1376-1378
14) Bretagnol F, Rullier E, Laurent C, et al : Comparison of functional results and quality of life between intersphincteric resection and conventional coloanal anastomosis for low rectal cancer. Dis Colon Rectum 2004 ; 47 : 832-838
15) Yamada K, Ogata S, Saiki Y, et al : Functional results of intersphincteric resection for low rectal cancer. Br J Surg 2008 ; 94 : 1272-1277
16) Shirouzu K, Ogata Y, Araki Y, et al : A new ultimate anus-preserving operation for extremely low rectal cancer and for anal canal cancer. Tech Coloproctol 2003 ; 7 : 203-206
17) Parks AG : Transanal technique in low rectal anastomosis. Proc R Soc Med 1972 ; 65 : 925-926
18) 白水和雄, 緒方 裕, 荒木靖三 : 下部直腸癌, 肛門管癌に対する括約筋切除をともなう新しい肛門温存術の可能性―病理組織学的研究. 日本大腸肛門病会誌 2004 ; 57 : 315-323
19) Rullier E, Zerbib F, Laurent C, et al : Intersphincteric resection with excision of internal anal sphincter for conservative treatment of very low rectal cancer. Dis Colon Rectum 1999 ; 42 : 1168-1175
20) Saito N, Ono M, Sugito M, et al : Early results of intersphincteric resection for patients with very low rectal cancer : an active approach to avoid a permanent colostomy. Dis Colon Rectum 2004 ; 47 : 459-466

〔緒方　裕, 白水和雄〕

3 悪性疾患

3．直腸 GIST，悪性リンパ腫，カルチノイド

> **内科医にひとこと**
> 　直腸 GIST，直腸悪性リンパ腫および直腸カルチノイドは，日常臨床で遭遇する間葉系腫瘍であり，直腸指診での触診による腫瘍形態の把握が迅速な診断への近道である．QOL を考慮しつつ進行度に応じた治療法選択を行うことが肝要である．

はじめに

　消化管の間葉系腫瘍は比較的まれであり，さらに直腸原発はまれで，そのうち約 7％が直腸原発の腫瘍である．本稿では，比較的まれであるものの，臨床では時に遭遇する直腸 gastrointestinal stromal tumor（以下，GIST），直腸悪性リンパ腫，直腸カルチノイドについて，画像，病理を含めた診断と病期分類，最新の治療指針，長期予後について述べる．

A　直腸 GIST

I　疾患概念

　GIST は全消化管に発生しうるが，胃がもっとも多く，次いで小腸で，直腸原発のものは比較的まれで全体の 5～10％にすぎない[1]．米国の研究データでは 1,458 例の GIST のうち結腸 GIST が 7％，直腸 GIST は 5％を占めていた．また，下部直腸に好発する[2)3)]．2003 年までの直腸 GIST の本邦報告例は 82 例で平均年齢は 63 歳，男女比 3：2 と報告されている[4]．

　直腸に発生した GIST は，粘膜下腫瘍の形態をとるため，小さいものは基本的に症状に乏しく，偶然発見されることが多い．大きいものでは腫瘍の圧排による便秘や排便障害，排尿障害や腹部膨満といった症状を呈する．時に潰瘍を伴う場合があるが，その場合には出血の症状も出現する場合がある．

II　画像所見

　注腸造影や内視鏡検査では，粘膜下腫瘍に特徴的な所見を呈する．内視鏡で観察すると，正常粘膜に覆われた隆起性病変であり，その頂部

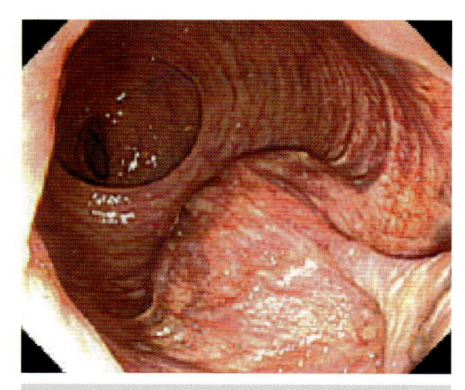

図Ⅲ-14　直腸原発 GIST の内視鏡所見

> **Point ≪直腸 GIST≫**
> - 直腸に発生した GIST は，粘膜下腫瘍の形態をとるため，小さいものは基本的に症状に乏しく，偶然発見されることが多い．
> - 直腸 GIST は，多くの場合，経肛門的生検が可能であり，治療方針決定には組織診断が有用である．
> - 切除可能 GIST の治療の原則は，肉眼的断端陰性の完全切除であり，偽被膜を損傷することなく外科的に安全な切除断端を確保し完全に切除する．

に潰瘍を形成している場合もある（図Ⅲ-14）．

CT では，造影効果を認める比較的境界明瞭な腫瘤として描出される．GIST は大きさが増大するにつれ出血や壊死を生じたり，時に石灰化を合併することがある．また，大きさにかかわらず，壊死により囊胞変性を生じることも多く，他の囊胞性病変との鑑別に注意が必要である．MRI では GIST は T1 強調画像で low intensity，T2 強調画像で high intensity に描出されるが，内部に壊死を伴った場合には多彩な像を呈する．

Ⅲ 診　断

直腸 GIST は，内視鏡による生検は必須であるが，粘膜下腫瘍の形態をとるため内視鏡生検での確定診断は困難な場合がある．多くの場合，経肛門的生検が可能であり，治療方針決定には組織診断が有用である．術前診断がつかず手術に至った場合，粘膜下腫瘍の形態をとる腺癌やカルチノイド，良性疾患の可能性もあり，術中に切除標本による迅速病理診断を行い，病理組織を確認すべきである．

病理学的な問題点は，GIST の良悪性の判定は必ずしも容易ではないことである．そのため，悪性度を推定する基準として腫瘍径と組織標本上の単位視野当りの核分裂数を組み合わせたリスク分類が行われている（表Ⅲ-4）[5]．KIT 発現 GIST では核分裂数と組織学的亜型が重要な予後因子で c-kit 遺伝子変異の部位やタイプも予後を規定する因子であるとされる（表Ⅲ-5）[6]．

表Ⅲ-4　GIST のリスク分類

	腫瘍径（cm）	核分裂数（強拡大 50 視野当り）
超低リスク	<2	<5
低リスク	2〜5	<5
中間リスク	<5	6〜10
	5〜10	<5
高リスク	>5	>5
	>10	Any Mitotic Rate
	Any Size	>10

〔文献 5）より改変引用〕

表Ⅲ-5　MIB-1 index からみた GIST のリスク分類

	腫瘍径≤5 cm	腫瘍径 5〜10 cm	腫瘍径>10 cm
MIB-1 index<10%かつ腫瘍壊死なし	低リスク	中リスク	高リスク
MIB-1 index≥10%または腫瘍壊死あり	高リスク	高リスク	高リスク

〔文献 6）より改変引用〕

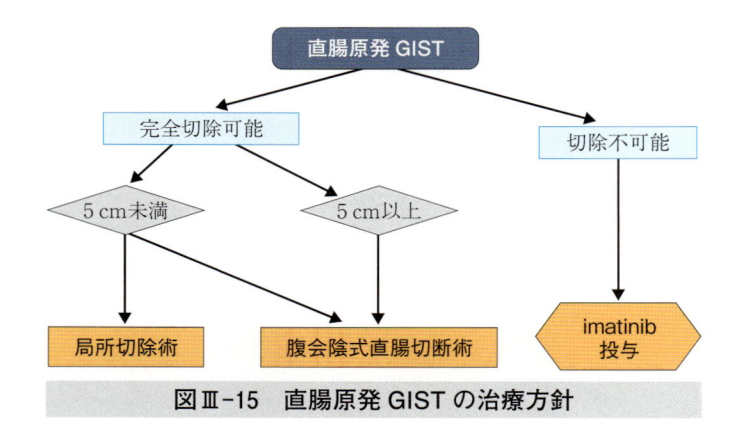

図Ⅲ-15 直腸原発GISTの治療方針

Ⅳ 治療

　組織診断がつけば治療の第一選択は外科治療である[5)7)]．切除可能GISTの治療の原則は，肉眼的断端陰性の完全切除であり，偽被膜を損傷することなく外科的に安全な切除断端を確保し完全に切除する．直腸GISTでは，大きなものは開腹手術が必要あるが，小さなものは経肛門的に全層切除による一括切除を行うこともできる．切除可能なGISTであり大きさが5cm未満である場合には，完全切除が可能であれば経肛門的あるいは経仙骨的局所切除術が行われる．また，5cm以上の場合には中・高リスクとなり基本的には腹会陰式直腸切断術が行われる（図Ⅲ-15）．リンパ節の郭清は，リンパ節転移が疑われる場合や明らかなリンパ節転移が証明された場合以外は推奨されない．

　切除ができない場合や，不完全切除に終わった場合には，imatinibによる薬物治療を行う．また，海外では術後1年間のimatinib予防投与の安全性が確認され，術後補助療法としてのimatinib投与例と非投与例で無再発生存率に有意差が認められている[8)]．このような成績から米国ではすでに術後補助化学療法が承認されているが，日本国内では使用承認には至っていない．一方，遺伝子変異解析[3)]では他部位同様，直腸GISTもimatinibへの感受性が高いエクソン11の変異例が多いことを報告しているが，GISTへのimatinibの効果をCTやMRIあるいは^{18}FDG-PETなどで評価することが必要である．^{18}FDG-PETでは大きさの縮小よりも早期に^{18}FDGの集積が低下することが知られている．

　拡大手術によって切除可能であるが，手術により機能障害あるいは相当な確率での術後合併症が予想される場合には，complete responseは認めないが，partial responseは53.7%で，partial response＋stable diseaseでは81.6%であり，imatinibの術前補助療法が考慮される場合がある[5)]．しかしながら，現在は臨床試験段階の治療で，その結果が得られるまでは標準的治療法ではなく，一般臨床では推奨できない．腫瘍縮小が著明で，外科切除可能となった場合には，切除に伴うリスクと非切除の際の治療の現状について十分に患者本人に説明のうえ，治療法を選択する．初発かつ超低リスク～低リスクで完全切除が得られた症例については，6カ月～1年に1回のモニタリングで十分と考えられる．中・高リスクあるいは臨床的悪性症例で完全切除が得られた症例では，最初の3～5年は3～6カ月に1回のCT検査を推奨する[5)]．

> **Point ≪直腸悪性リンパ腫の疾患概念・診断≫**
> - 腸管原発悪性リンパ腫の研究は少数例の解析がほとんどであり，至適治療法は未だ確立されていないのが現状である．
> - 大腸に発生する悪性リンパ腫はきわめて多彩な所見を呈するため，形態学的な診断体系が確立されていない．

B　直腸悪性リンパ腫

I　疾患概念

　腸管原発悪性リンパ腫は消化管原発リンパ腫の 20～30％ を占める．大腸悪性リンパ腫は比較的まれな疾患で，全大腸悪性腫瘍の 0.2～0.65％ と報告されている[9)10)]．直腸はさらに低頻度で大腸原発の 8～28％ と報告されている[11)～13)]．胃原発リンパ腫の治療については多数の臨床研究が報告されており，近年，*Helicobacter pylori*（*H. pylori*）除菌療法や化学療法などの非手術的治療が主流になりつつある．

　一方，腸管原発悪性リンパ腫の研究は少数例の解析がほとんどであり，至適治療法は未だ確立されていないのが現状である．また，MALT（mucosa-associated lymphoid tissue）リンパ腫に対する除菌治療やモノクローナル抵抗 CD20 抗体 rituximab の開発，腹腔鏡手術などの普及により外科治療の考え方が変化しつつある．

II　診断

　大腸原発の診断基準は Dawson らの基準が用いられている（**表Ⅲ-6**）[14)]．またリンパ腫の組織分類は WHO 分類が用いられている（**表Ⅲ-7**）[15)]．組織型では，濾胞性リンパ腫や marginal zone B cell lymphoma などの低悪性度（indolent）リンパ腫から，もっとも頻度の高いびまん性大細胞型 B 細胞性リンパ腫（diffuse large B-cell lymphoma；DLBCL），そして Burkitt's リンパ腫のような中・高悪性度リンパ腫までさまざまな病型がみられる．本邦の報告では B 細胞性リンパ腫は 88％ で T 細胞性リンパ腫は 12％ にすぎなかった．もっとも多いのは DLBCL で 41％，次いで MALT リンパ腫の 29％ であった[11)]．

　臨床症状は，非特異的なものが多く，腹痛（66.8％），食思不振，体重減少（43％），腹部腫瘤（41.3％），血便（23％）などである[13)]．

　大腸に発生する悪性リンパ腫はきわめて多彩な所見を呈するため，形態学的な診断体系が確立されていないのが現状である．肉眼形態別に

表Ⅲ-6　大腸原発の診断基準（Dawson ら）

① 胸部 X 線で異常を認めないこと
② 肝腫，脾腫を認めないこと
③ 表在リンパ節・縦隔リンパ節の腫大を認めないこと
④ 末梢血液所見で異常を認めないこと
⑤ 腫瘍が大腸およびその流域リンパ節に限局していること

表Ⅲ-7　腸管原発悪性リンパ腫における組織分類

組織型
Low-grade B-cell lymphoma
MALT lymphoma*
Follicular lymphoma
Mantle cell lymphoma
Plasmacytoma
High-grade B-cell lymphoma
Diffuse large B-cell lymphoma（DLBCL）
Burkitt lymphoma
Lymphoblastic lymphoma
T-cell lymphoma

＊MALT：mucosa-associated lymphoid tissue

86　3. 悪性疾患

> **Point** ≪直腸悪性リンパ腫の治療≫
> ● 直腸の MALT リンパ腫でも抗菌薬治療が奏効する症例が報告されている.

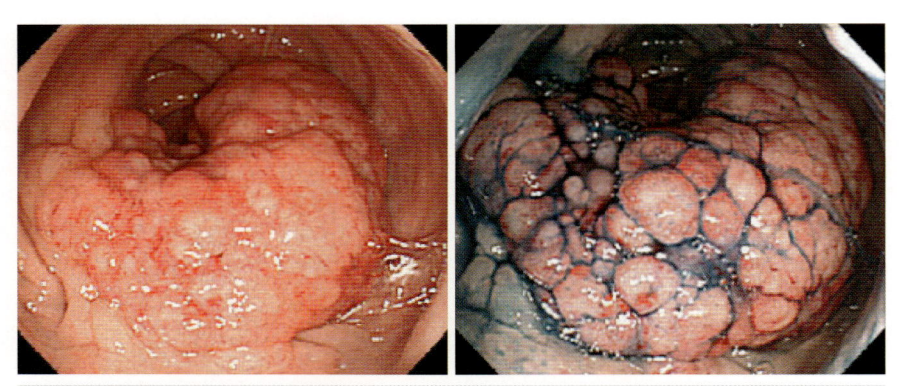

図Ⅲ-16　直腸原発悪性リンパ腫（MALT lymphoma）の内視鏡所見

は, 隆起型 48.9％, 潰瘍型 42.2％, びまん型 8.9％であった[12]. 注腸では腫瘤の大きさの割に壁の伸展性が保たれ, 管腔狭小化が弱い点が癌との鑑別点である[16]. 小さな隆起性病変は内視鏡所見で表面に正常の血管構造を認めるなど, 正常粘膜に覆われているのが容易に判断できるが, 腫瘤が大きくなるにつれ表面が粗大な結節状を呈し, 診断に難渋する場合も少なくない（図Ⅲ-16）. 多くの症例で内視鏡下生検組織で確定診断される.

Ⅲ　治　療

腸管原発悪性リンパ腫は内視鏡生検や手術により確定診断されることが多く, 出血や穿孔の危険性を回避し原発リンパ腫を局所制御するために, 外科的に腫瘍切除されることが多いのが特徴である[11]. 手術例と非手術例では予後に差を認めていない. したがって, 手術のみでの治癒は期待できないため, 術後に化学療法を中心とした薬物療法を実施することがきわめて重要である.

DLBCL を中心とした中悪性度非 Hodgkin リンパ腫（aggressive non-Hodgkin's lymphoma；aggressive NHL）に対して行われた米国の共同研究による CHOP（cyclophosphamide, vincristine, doxorubicin, and predonine）療法と第二, 第三世代の多剤併用化学療法で, CHOP 療法の奏効率 80％, 完全寛解率 44％, 3 年生存率は 54％であり, CHOP は aggressive NHL に対する標準的治療となった[17]. また術後には約 9 割の症例で化学療法（CHOP）が行われ, 5 年無再発生存率は 32.4〜55％で, 生存期間の中央値は 24〜36 カ月であった. また, 予後不良因子として腫瘍径が 5 cm 以上のものがあげられる. B 細胞性リンパ腫に対しては, 近年開発されたキメラ型 CD20 モノクローナル抗体 rituximab を併用する R-CHOP 療法が標準治療となりつつある. また, 胃 MALT リンパ腫に対する *H. pylori* 除菌療法と同様に, 直腸の MALT リンパ腫でも抗菌薬治療が奏効する症例が報告されている[18]. また, stage Ⅰあるいは Ⅱ の腸管 MALT リンパ腫に対して放射線治療が奏効した報告もあり, 今後選択肢の一つとして考慮されるべき治療である[19].

> **Point** ≪直腸カルチノイドの疾患概念，疫学≫
> ● 大腸に発生するカルチノイドのうち直腸原発カルチノイドは99％と圧倒的に多い．
> ● 病理学的に直腸カルチノイドの悪性度の指標として，腫瘍径（1cm以上），深達度，中心陥凹・潰瘍形成，核分裂像（>2個/10HPF），脈管侵襲，およびKi-67標識率（>2％）が有用であると報告されている．

C 直腸カルチノイド

I 疾患概念，疫学

日本における消化管カルチノイドの部位別頻度は，foregut由来（食道，胃，十二指腸）28.8％，midgut由来（空腸，回腸，虫垂）5.3％，hindgut由来（大腸，直腸）66.0％であり，欧米ではmidgut由来のカルチノイドが30〜60％の頻度であるのに比べると，midgut由来の頻度が低く，hindgut由来の頻度が高いのが特徴である．症候性のカルチノイドは1.7％と欧米の報告よりも少ない[20]．大腸に発生するカルチノイドのうち直腸原発カルチノイドは99％と圧倒的に多い．男性が女性の約2倍の頻度で認められ，発症年齢の中央値は54〜46歳程度である．直腸のなかでもとくに下部直腸（Rb）に発生するものが多く認められる．また，全国アンケート調査で腫瘍の大きさは，平均7.2±5.3mmであり，5mm以下43.8％，6〜10mmが42.6％，11〜15mmが9.4％，16〜20mmが2.8％，21mm以上が1.4％であった[21]．10mm以下の小さな病変が多いことがわかる．腫瘍径が大きくなるにつれて深達度が深くなる傾向が認められるが，多くの病変は粘膜下層までにとどまっていた[22]．

大腸カルチノイドのリンパ節転移頻度は4.9〜7.6％と報告されている[21,22]．腫瘍径の大きなものがリンパ節転移頻度が高い（表Ⅲ-8）．脈管侵襲も同様で，陽性症例は陰性症例よりも腫瘍径の大きいものが多い．

病理学的に直腸カルチノイドの悪性度の指標として，腫瘍径（1cm以上），深達度，中心陥凹・潰瘍形成，核分裂像（>2個/10HPF），脈管侵襲，およびKi-67標識率（>2％）が有用であると報告されている[23]．

II 内視鏡所見

内視鏡所見では，黄色あるいは白色調で表面平滑な隆起性病変で，粘膜下腫瘍様の所見を呈

表Ⅲ-8　大腸カルチノイドの大きさ別リンパ節転移頻度

	リンパ節転移率	〜10mm	10〜20mm	20mm〜
斉藤[21] (2005)	4.9％ (32/648)	0.04％ (2/556)	30.4％ (24/79)	66.7％ (6/9)
樋口[22] (2007)	7.6％ (65/856)	3.2％ (21/665)	18.7％ (25/134)	76％ (19/25)
Soga[26] (2005)*	15.1％ (117/777)	9.7％ (58/595)	27.6％ (42/152)	56.7％ (17/30)
Konishi[27] (2007)	32.1％ (34/106)	7.0％ (3/43)	40％ (12/30)	57.6％ (19/33)

＊：SM carcinoidのみを対象

する．腫瘍径の増大とともに表面の凹凸変化，中心陥凹や潰瘍形成を認めるようになる（図Ⅲ-17）．また，超音波内視鏡（EUS）や経肛門的超音波検査（TRUS）で腫瘍径，深達度，リンパ節転移の有無を確認することは治療方針決定には重要である．EUSでは転移例は不均一なエコーパターンを呈する病変が多いことが指摘されている[24]．

Ⅲ 治療

直腸カルチノイドの治療方針は，大きさ，リンパ節転移，遠隔転移の有無で大きく異なる．

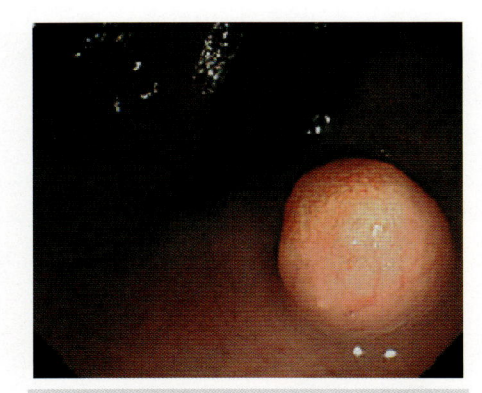

本邦における治療別頻度は，大腸癌研究会のアンケート調査によれば，内視鏡的治療は50％，内視鏡後追加切除は8％，外科的局所切除30％，腸管切除12％であった[22]．直腸カルチノイドは腫瘍径が10 mm以下でリンパ節転移がないものが大部分を占め，したがって，内視鏡的粘膜切除（EMR）や経肛門的局所切除あるいはtransanal endoscopic microsurgery（TEM）の適応となることが多い[25]．小さな腫瘍でも多くがSM層に存在するため，内視鏡切除をする際には，断端陽性や判定不能とならないように注意が必要である．

11〜20 mmの病変では内視鏡切除は不可能であることが多い．明らかなリンパ節転移の危険因子がなければ，経肛門的局所切除あるいはTEMを用いて切除し，病理学的検索により脈管侵襲や核分裂像の有無から悪性度を評価して，リスクがあるようであればリンパ節郭清を伴う根治手術を追加して行う．直径21 mm以上のものは，リンパ節郭清を伴う根治手術が必要である（図Ⅲ-18）．

直腸カルチノイドの予後は比較的良好で，5年生存率は88％と報告されている[26]．リンパ節転移を有さない例では予後良好で5年生存率は100％に近い．しかしながら，リンパ節転移

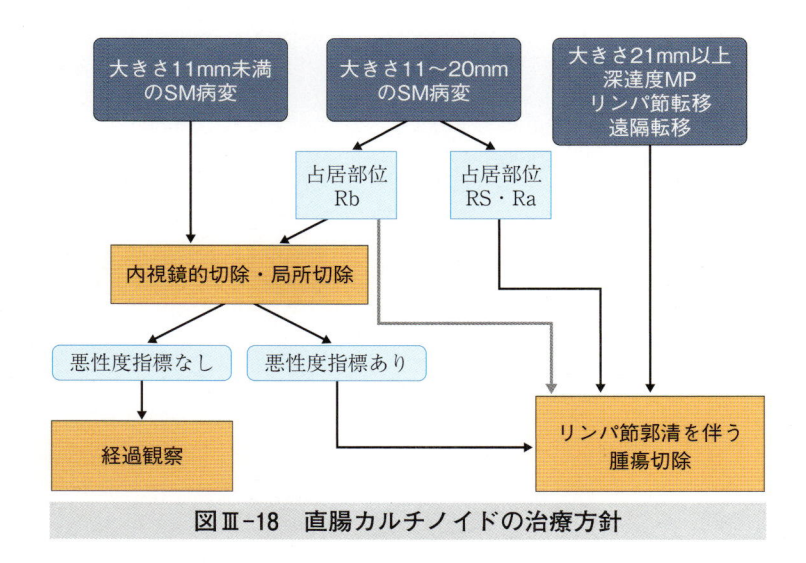

図Ⅲ-17 直腸カルチノイドの内視鏡所見

図Ⅲ-18 直腸カルチノイドの治療方針

Point ≪直腸カルチノイドの治療≫

- 小さな腫瘍でも多くがSM層に存在するため，内視鏡切除をする際には，断端陽性や判定不能とならないように注意が必要である．
- Stage Ⅰが多くの症例を占めるために，予後は比較的良好な印象を受けるが，リンパ節転移や遠隔転移を有するStage ⅢやⅣ症例の予後は不良である．
- 二次癌の発生リスクが一般人口よりも高率であり，頻度は13〜17%と報告されている．

表Ⅲ-9　直腸カルチノイドのTMN分類

Primary tumor	Depth of invasion	size
T1	Up to into muscularis propria	≦1 cm
	Up to muscularis propria	>1 to ≦2 cm
T2	Beyond muscularis propria	≦1 cm
	Into muscularis propria	>1 to ≦2 cm
	Up to and into muscularis propria	>2 cm
T3	Invasion beyond muscularis propria	>1 cm
Lymph Node		
N0	No lymph node metastasis	
N1	Regional lymph node metastasis	
Distant Metastasis		
M0	No distant metastasis	
M1	Distant metastasis	

表Ⅲ-10　直腸カルチノイドのTNM staging system

	T	N	M
Stage Ⅰ	T1	N0	M0
Stage Ⅱ	T1	N1	M0
	T2	Any N	M0
Stage Ⅲ	T3	N0	M0
	T3	N1	M0
Stage Ⅳ	Any T	Any N	M1

を有する例の予後は5年生存率65〜68%，遠隔転移を合併する例では3年生存率19%と予後不良である[26)27)]．

直腸カルチノイドではTMN分類が提唱されている（表Ⅲ-9, 10）．原発巣の大きさと深さからT stageを決定するがT因子が進むにつれ予後は不良となり，Stage Ⅰ 97%，Stage Ⅱ 84%，Stage Ⅲ 27%，Stage Ⅳ 20%と報告されている．Stage Ⅰが多くの症例を占めるために，予後は比較的良好な印象を受けるが，リンパ節転移や遠隔転移を有するStage ⅢやⅣ症例の予後は不良である[28)]．

二次癌の発生リスクが一般人口よりも高率であり，頻度は13〜17%と報告されている[28)29)]．同時性では，大腸，小腸，胃などの消化管に多く，異時性では，肺，前立腺，尿路系の発生が多く適切なサーベイランスが必要である．

文献

1) 横井公良, 山下精彦, 田中宣威, 他：直腸 Gastrointestinal stromal tumor (GIST) の1例. 日本大腸肛門病会誌　1999；52：424-430
2) Tran T, Davila JA, El-Serag HB：The epidemiology of malignant gastrointestinal stromal tumors：an analysis of 1,458 cases from 1992 to 2000. Am J Gastroenterol　2005；100：162-168
3) Dong C, Jun-Hui C, Xiao-Jun Y, et al：Gastrointestinal stromal tumors of the rectum：Clinical, pathologic, immunohistochemical characteristics and prognositic analysis. Scand J Gastroenterol　2007；42：1221-1229
4) 風間義弘, 渡邊聡明, 佐々木慎, 他：巨大直腸GISTの1手術症例. 手術　2004；58：609-612
5) Demetri GD, Benjamin R, Blanke CD, et al：NCCN Task Force report：management of patients with gastrointestinal stromal tumor (GIST)—update of NCCN clinical practice guidelines. J Natl Compr Canc Netw　2007；5 (Suppl 2)：S1-29

6) Singer S, Rubin BP, Lux ML, et al : Prognostic value of KIT mutation type, mitotic activity, and histrogic subtype in gastrointestinal stromal tumors. J Clin Oncol 2002 ; 20 : 3898-3905
7) Blay JY, Bonvalot S, Casali P, et al : Consensus meeting for the management of gastrointestinal stromal tumors ; Report of the GIST Consensus Conference of 20-21 March 2004, under the auspices of ESMO. Ann Oncol 2005 ; 16 : 566-578
8) Dematteo RP, Ballman KV, Antonescu CR, et al : Adjuvant imatinib mesylate after resection of localized, primary gastrointestinal stromal tumor : a randomized, double-blind, placebo-controlled trial. Lancet 2009 ; 373 : 1097-1104
9) Jinnai D, Iwasa Z, Watanuki T : Malignant lymphoma of the large intestine : operation results in Japan. Jpn J Surg 1983 ; 13 : 331-336
10) Fleming ID, Michell S, Dilawari RA : The role of surgery in the management of gastric lymphoma. Cancer 1982 ; 49 : 1135
11) 中村昌太郎, 松本主之, 中村滋郎, 他：腸管原発悪性リンパ腫の治療と予後 113例の遡及的解析. 胃と腸 2006 ; 41 : 323-337
12) 大橋 暁, 丹羽康正, 宮原良二, 他：大腸悪性リンパ腫の臨床的特徴と画像診断—組織型との対比を含めて. 胃と腸 2006 ; 41 : 315-322
13) Dionigi G, Annoni M, Rovera F, et al : Primary colorectal lymphomas : review of the literature. Surg Oncol 2007 ; 16 : S169-S171
14) Dawson IMP, Cornes JS, Morson BC : Primary malignant lymphoid tumors of the intestinal tract : Report of 37 cases with a study of factors influencing prognosis. Br J Surg 1961 ; 49 : 80-89
15) Jaffe ES, Harris NL, Stein H, et al : World Health Organization classification of tumors : Pathology and genetics of tumors of haematopoietic and lymphoid tissues. 2001, IARC, Lyon
16) 林 繁和, 岡村正造, 瀬川昂生, 他：大腸悪性リンパ腫の画像診断. 胃と腸 1995 ; 30 : 895-908
17) Fisher RI, Gayno ER, Dahlberg S, et al : Comparison of a standard regimen (CHOP) with three intensive chemotherapy regimens for advanced non-Hodgikin's lymphoma. N Engl J Med 1993 ; 328 : 1002-1006
18) Matsumoto T, Iida M, Shimizu M : Regression of mucosa-associated lymphoid-tissue lymphoma of rectum after eradication of *Helicobacter pylori*. Lancet 1997 ; 350 : 960-961
19) Yamashita H, Nakagawa K, Asari T, et al : Radiotherapy for 41 patients with stage Ⅰ and Ⅱ MALT lymphoma : a retrospective study. Radiother Oncol 2008 ; 87 : 412-417
20) Ito T, Tanaka M, Sasano H, et al : Preliminary results of Japanese nationwide survey of neuroendocrine gastrointestinal tumors. J Gastroenterol 2007 ; 42 : 497-500
21) 斉藤祐輔, 岩下明徳, 飯田三雄：大腸カルチノイド腫瘍の全国集計. 胃と腸 2005 ; 40 : 200-312
22) 樋口哲郎, 榎本雅之, 杉原健一：大腸カルチノイドのリンパ節転移危険因子（アンケート結果）. 武藤徹一郎 監：大腸疾患NOW 2007. 2007 ; 121-128, 日本メディカルセンター, 東京
23) 岩下明徳, 原岡誠司, 池田圭祐, 他：直腸カルチノイドの臨床病理学的検索. 胃と腸 2005 ; 40 : 151-162
24) 小林広幸, 渕上忠彦, 津田純郎, 他：直腸カルチノイドの画像診断. 胃と腸 2005 ; 40 : 163-174
25) Hirosawa T, Itabashi M, Bamba Y, et al : Our experience of transanal endoscopic microsurgery (TEM) for rectal neoplasms-current states and problems in TEM. J Tokyo Wom Med Univ 2007 ; 77 : 494-500
26) Soga J : Early-stage carcinoids of the gastrointestinal tract : an analysis of 1914 reported cases. Cancer 2005 ; 103 : 1587-1595
27) Konishi T, Watanabe T, Kishimoto J, et al : Prognosis and risk factors of metastasis in colorectal carcinoids : results of a nationwide registry over 15 years. Gut 2007 ; 56 : 863-868
28) Landry CS, Brock G, Scoggins CR, et al : A proposed staging system for rectal carcinoid tumors based on an analysis of 4701 patients. Surgery 2008 ; 144 : 460-466
29) Tichansky DS, Cagir B, Borrazzo E, et al : Risk of secomd cancers in patients with colorectal carcinoids. Dis Colon Rectum 2002 ; 45 : 91-97

（板橋道朗, 小川真平, 亀岡信悟）

3 悪性疾患

4. 肛門皮膚悪性腫瘍
―Paget病，Bowen病を含む―

> ❁ 内科医にひとこと
>
> 　肛門部には肛門管癌のみならず肛門皮膚由来の悪性腫瘍も発生する．これらは時に湿疹や痔核と類似するため診断の遅れにつながる．外用療法に抵抗する場合，潰瘍を伴ったり黒色調を呈するなど非典型的な所見を呈する場合は，早期に専門医へのコンサルテーションを行うほうがよい．

はじめに

　肛門部は発生学的に内胚葉と外胚葉の境界部であるため，組織学的には直腸粘膜上皮，移行帯上皮，重層扁平上皮からなる肛門上皮および外皮部から構成される．このような特徴から，肛門部にはその発生母地によって多彩な悪性腫瘍が発生しうる．大腸癌研究会のアンケート調査によると，これら肛門部悪性腫瘍のなかでも，Paget病やBowen病などの肛門皮膚を発生母地とする悪性腫瘍の頻度は高くはなく，むしろまれであるといってもよい(**表Ⅲ-11**)[1]．こうした頻度の低さと相俟って，湿疹や痔核などの良性疾患に類似の所見を呈することが診断を困難にしているが，本稿では肛門皮膚悪性腫瘍を見落とさないための診断のポイントと治療について述べる．

A　肛門部 Paget 病

I　疾患概念，疫学

　大型の淡明な細胞質をもつ腫瘍細胞(Paget細胞)が表皮内に限局して増殖する表皮内癌であり，乳房原発と，乳房外の皮膚原発がある．乳房外 Paget 病の約 5.2～19.8％が肛門周囲に生じると報告され[2,3]，逆に，肛門悪性腫瘍全体に占める肛門部 Paget 病の頻度は 0.6％と低率である[4]．

　皮膚のアポクリン腺由来の癌と考えられているが，表皮内に存在する multipotential germ cell の悪性化であるとの考えもあり[5]，一定の結論には至っていない．

　また，直腸肛門管癌が肛門表皮内に浸潤して肛門部 Paget 病と同様の病態を呈することがあり，pagetoid spread と呼ばれる．肛門周囲皮膚由来の腫瘍である狭義の肛門部 Paget 病とは治療方針，予後が異なるので，区別して扱われるべきである．

II　臨床像

　境界明瞭な湿潤傾向のある紅斑性の局面を呈する(**図Ⅲ-19**)．瘙痒感を伴い，湿疹やカンジダ症として外用療法を受けることが多いが，こうした治療に抵抗し徐々に拡大する．

3. 悪性疾患

表Ⅲ-11 本邦における肛門部悪性腫瘍

『大腸癌取扱い規約 (第7版)』〔一部改変〕	第14回大腸癌研究会 (1981年,1,244例)	第59回大腸癌研究会 (2003年,1,540例)
腺癌		
直腸型	57.7(%)	52.1(%)
肛門腺由来	7.7	14.7
痔瘻に合併	9.3	6.9
その他の管外型	1.1	─
扁平上皮癌	18.4	14.7
腺扁平上皮癌	0.7	1.0
類基底細胞癌	2.2	1.6
乳房外 Paget 病	0.6	─
悪性黒色腫	─	3.9
Bowen 病	0.2	

〔文献1)より許諾を得て転載〕

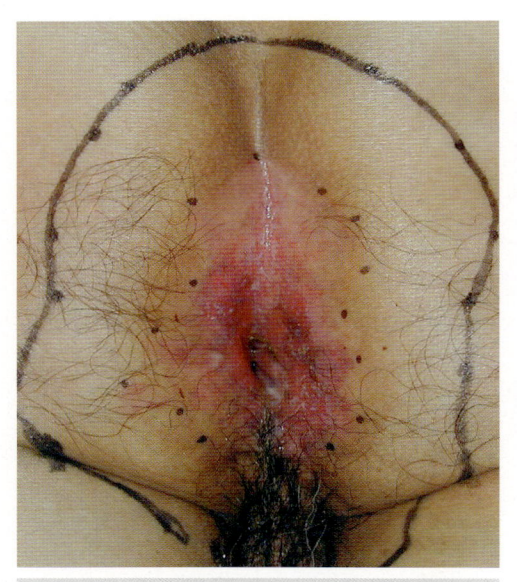

図Ⅲ-19 肛門部 Paget 病の臨床像

●辺縁に脱色素性変化がみられる湿潤傾向のある紅斑性局面．病変の中央付近は軽度肥厚している．点は病変部の範囲，実線は切除範囲を示している．(東北大学皮膚科　松永　純先生の御厚意による)

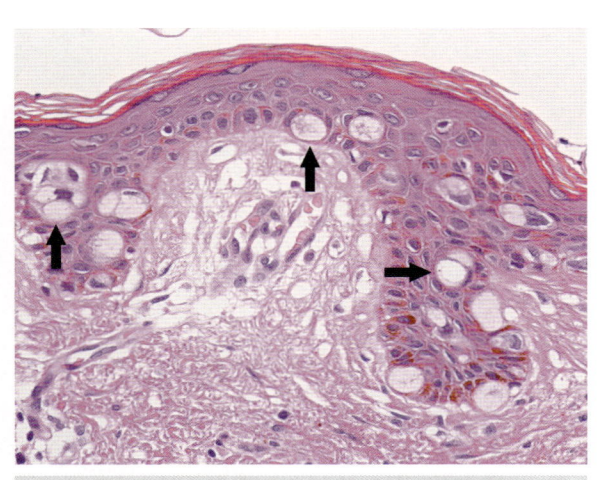

図Ⅲ-20 肛門部 Paget 病の病理組織所見

●表皮内に明るい胞体をもった大型類円形の異型細胞 (Paget 細胞：黒矢印) が孤立性に，あるいは小胞巣を形成して増殖している．(HE 染色)

Ⅲ 病理組織所見

胞体の明るい大型の類円形細胞が，表皮内に孤立性または胞巣を形成し増殖進展する (図Ⅲ-20)．胞体内には PAS 陽性の粘液を含有する．時に真皮内への浸潤も示す．

Ⅳ 診　断

外用療法に抵抗する難治性の紅斑局面をみた

> **Point ≪肛門部 Paget 病≫**
> - 境界明瞭な湿潤傾向のある紅斑性の局面を呈する．瘙痒感を伴い，湿疹やカンジダ症として外用療法を受けることが多いが，こうした治療に抵抗し徐々に拡大する．
> - 診断を行ううえで，皮膚原発であるか，あるいは直腸肛門管癌に伴う pagetoid spread かの鑑別が重要であり，内視鏡による直腸肛門部の精査が必須である．
> - 外科的切除が原則であり，病変境界より十分な距離をとって（皮膚側 3 cm 以上，粘膜側 2 cm 以上）皮下脂肪層中層～深層までの広汎な局所切除術を行う．

場合，本症を疑う．確診には皮膚生検が必要である．診断を行ううえで，皮膚原発であるか，あるいは直腸肛門管癌に伴う pagetoid spread かの鑑別が重要であり，内視鏡による直腸肛門部の精査が必須である．鑑別に苦慮する症例では cytokeratin 20（CK20）および gross cystic disease fluid protein 15（GCDFP15）の免疫染色が有用であり，皮膚原発では CK20 陰性，GCDFP15 陽性を，pagetoid spread では CK20 陽性，GCDFP15 陰性を呈する[6]．

V　治療，予後

外科的切除が原則であり，病変境界より十分な距離をとって（皮膚側 3 cm 以上，粘膜側 2 cm 以上）皮下脂肪層中層～深層までの広汎な局所切除術を行う[7]．歯状線より口側に高度の進展を伴う例や直腸肛門管癌に伴う pagetoid spread の場合は，郭清を伴う腹会陰式直腸切断術が必要となる．皮膚欠損部は分層植皮または V-Y flap などの皮弁による再建を行う[8]．

非浸潤例では 5 年生存率約 70～100％と予後良好である．しかし，肛門粘膜や真皮以深への浸潤例では，しばしばリンパ行性，血行性転移を伴い予後不良である．5 年生存率は約 20％と報告されている[9)10]．放射線療法，化学療法に対する反応は不良である．

B　肛門部 Bowen 病

I　疾患概念，疫学

ケラチノサイト由来の扁平上皮癌の一型であり，皮膚，粘膜における表皮内癌である．約 2～10％が浸潤癌（Bowen 癌）になるとされる[11]．肛門部への発生はきわめてまれで，0.2～3.4％が肛門部に発生すると報告されている[2)12)13]．逆に肛門部悪性腫瘍に占める Bowen 病の割合も 0.2％と低率である[4]．

多発型の Bowen 病では，ヒ素の摂取が原因となっていることが多いが，単発型の多くは原因が特定できない．しかし病変内に human papilloma virus（HPV）DNA が約 38％の頻度

用語解説

cytokeratin（CK）
　種々の上皮細胞に存在し，CK1～CK20 までの subtype が知られている．上皮細胞の種類により存在する subtype が異なるため癌の鑑別に用いられる．CK20 は消化管上皮には存在するが，皮膚には Merkel 細胞を除けば存在しないことが知られている．

gross cystic disease fluid protein15（GCDFP15）
　乳腺の gross cystic disease の囊胞より抽出された糖蛋白．皮膚のアポクリン汗腺細胞，乳腺のアポクリン化生細胞などに存在する．乳房外 Paget 病では陽性所見を呈することが多いとされる．

> **Point** ≪肛門部 Bowen 病≫
> - 境界明瞭な不規則形の紅褐色調の局面で,湿疹様にみえるが,外用療法に抵抗することから本症を疑い,生検を行うことで確診に至る.
> - 治療の原則は,病変境界から 1 cm 程度の surgical margin をとった広汎な局所切除と皮膚再建である.

で検出されたとの報告があり[12],病因としての関与が疑われる.内臓癌の合併頻度が高いとされてきたが,その後の詳しい検討にて否定的な結果が得られている[14)15)].

II 臨床像,診断

瘙痒感,灼熱感がみられるが,無症状のことも少なくない.境界明瞭な不規則形の紅褐色調の局面で,湿疹様にみえるが,外用療法に抵抗することから本症を疑い,生検を行うことで確診に至る.

III 病理組織所見

表皮全層にわたって大型核を有する異型細胞,多核巨細胞の不規則な配列をみる.異常角化を伴う.

IV 治療,予後

病変境界から 1 cm 程度の surgical margin をとった広汎な局所切除と皮膚再建が治療の原則である[2)].肛門管への高度の浸潤を伴う例では,腹会陰式直腸切断術を行う.ほかに放射線療法,フルオロウラシル(5-FU)軟膏など抗癌剤の局所療法,凍結療法,レーザー焼灼などの治療法があるが,再発をきたしやすい.

転移はほとんどなく予後は良好であるが,術後 12~23% に局所再発すると報告されている[15)16)].肛門,尿道,膣などの機能温存との兼ね合いから,時に十分な切除を行いえないことが影響していると思われる.

C 肛門部基底細胞上皮腫

I 疾患概念,疫学

基底細胞上皮腫(BCE)は比較的よくみられる皮膚悪性腫瘍であるが,9 割近くが顔面や頸部に発生し,肛門部への発生はきわめてまれである.Mayo Clinic の統計によれば,全 BCE 中わずかに 0.08% が肛門部発生である[17)].逆に,肛門部悪性腫瘍に占める BCE の割合も 0.6~0.9% と低率である[4)18)].

BCE のほとんどが露光部に発生することから紫外線曝露が発症誘因と考えられているが,非露光部である肛門周囲での発症については,慢性的な機械的刺激(瘙痒症など)が誘因の一つと推測されている[17)].

II 臨床像,診断

肛門周囲皮膚に黒~黒褐色の腫瘤を生じ,あるいは中心に潰瘍形成を伴って辺縁に黒い結節状病変が縁取るように並ぶ(図Ⅲ-21).多くは無症状である.生検にて確診する.

III 病理組織所見

表皮基底細胞類似の細胞質に乏しい腫瘍細胞が表皮と一部連続して胞巣を形成し真皮内へ増殖する(図Ⅲ-22).胞巣辺縁で核が基底膜に対して垂直方向へ向かい柵状に配列する,いわゆる peripheral palisading がみられる.

> **Point ≪肛門部基底細胞上皮腫≫**
> - 肛門周囲皮膚に黒～黒褐色の腫瘤を生じ，あるいは中心に潰瘍形成を伴って辺縁に黒い結節状病変が縁取るように並ぶ．
> - 治療は，5～10 mm の surgical margin をとった広汎な局所切除と皮膚再建が行われる．

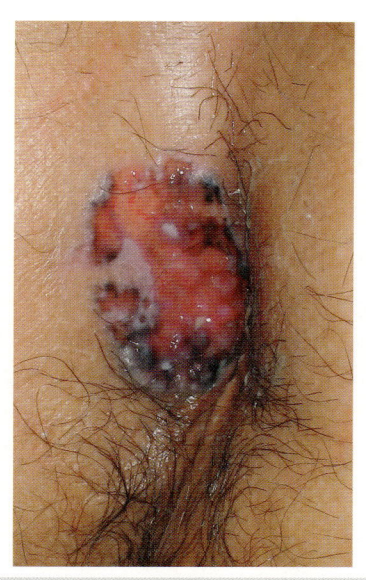

図Ⅲ-21 肛門部基底細胞上皮腫の臨床像
- 辺縁に黒色の結節状病変がみられ，中央部は潰瘍化している．（東北大学皮膚科　松永　純先生の御厚意による）

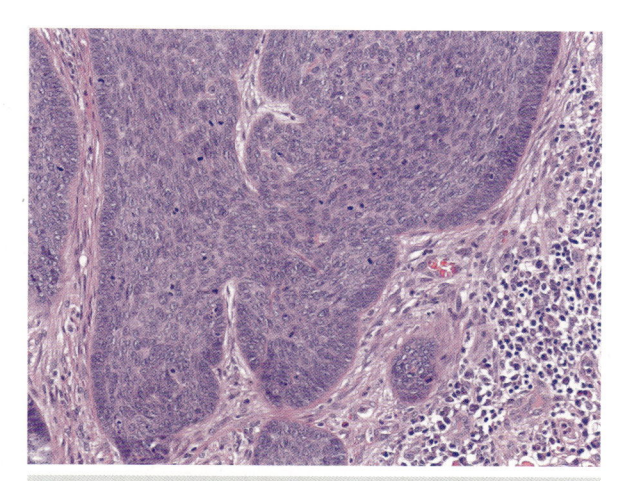

図Ⅲ-22 肛門部基底細胞上皮腫の病理組織所見
- 核/細胞質比が高い基底細胞様の異型細胞が胞巣を形成し，真皮内へ増殖している．胞巣辺縁に柵状配列がみられる．

Ⅳ 治療，予後

5～10 mm の surgical margin をとった広汎な局所切除と皮膚再建を行う．レーザー焼灼や冷凍凝固なども行われる．転移，局所再発はきわめてまれで，予後良好である[19]．

D 肛門部悪性黒色腫

Ⅰ 疾患概念，疫学

悪性黒色腫は皮膚のみならず消化管にも発生しうる．直腸肛門部が好発部位であり，全悪性黒色腫中に直腸肛門部原発悪性黒色腫の占める割合は欧米においては 0.31～0.4%[20)21)]，本邦の剖検例の検討では約 4.2% と報告されている[22]．その 7 割以上が直腸肛門移行部に発生し，この部位の上皮内に存在するメラノサイトから発生すると考えられている[23]．また，肛門部悪性腫瘍に占める悪性黒色腫の割合は約 4.7～5.7% とされている[18)21)]．

Ⅱ 臨床像

初発症状としては出血がもっとも多く，6 割強の症例でみられたと報告されている[24]．そのほか，腫瘤の自覚や脱出などの脱肛様症状，疼痛がみられる．

ほとんどが隆起性病変の形をとり（**図Ⅲ-23**），大腸癌取扱い規約に準じると 1 型および Ip，

3. 悪性疾患

> **Point ≪肛門部悪性黒色腫≫**
> - 出血や脱肛など痔核と似た症状を呈するため，最初痔核の診断で治療を受け，後に悪性黒色腫と診断されることが少なくない．
> - 生検が予後を悪化させないとの報告があるが，生検により転移が促進される可能性があるので，生検後速やかな根治手術が望まれる．

Ⅰs型が多く，約4割で潰瘍を伴う[24]．欧米ではメラニンの沈着を伴わない amelanotic melanoma が約3割の頻度でみられるが[25]，わが国では5％程度である[24]．

Ⅲ 病理組織所見

細胞内および周囲にメラニンの沈着を伴う黒色腫細胞の増殖がみられる（**図Ⅲ-24a**）．その形態は多彩で，紡錘形，大型円形，多稜型などを呈し，明瞭な核小体や核分裂像が多くみられる．amelanotic melanoma では未分化癌や肉腫

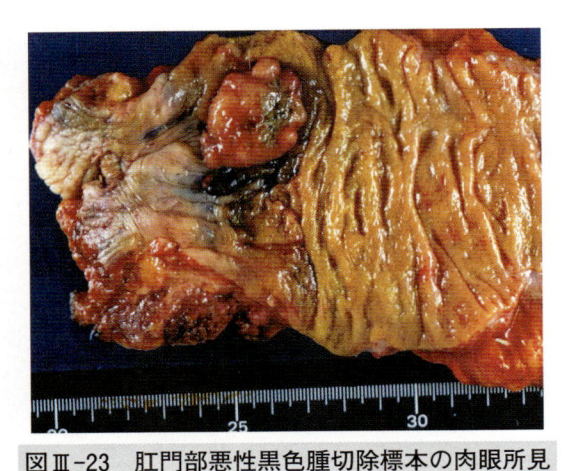

図Ⅲ-23 肛門部悪性黒色腫切除標本の肉眼所見
● 歯状線上に一部黒色調を呈する隆起性病変が認められる．

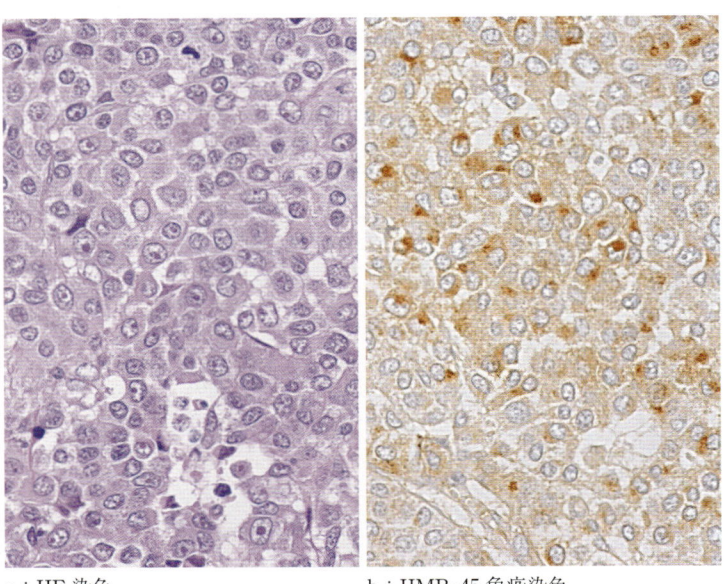

a：HE染色　　　　b：HMB-45免疫染色

図Ⅲ-24 肛門部悪性黒色腫の病理組織所見
a：HE染色．多稜型で類円形の核と淡好酸性の細胞質をもつ黒色腫細胞が大小の充実性胞巣を形成して存在．核分裂像，核小体が目立つ．ごく少量の褐色色素がみられる．
b：HMB-45免疫染色．腫瘍細胞の細胞質に陽性である．

などとの鑑別が問題となるが，免疫染色にてHMB-45陽性，S-100陽性を呈することが鑑別上有用である（図Ⅲ-24b）．

Ⅳ 診断

出血や脱肛など痔核と似た症状を呈するため，最初痔核の診断で治療を受け，後に悪性黒色腫と診断されることが少なくない[24]．したがって，肛門部の腫瘤性病変をみたときには，黒色調か，潰瘍を伴うかなどの所見に注意して観察し，所見によっては生検を考える．直腸肛門部原発については生検が予後を悪化させないとの報告があるが[23]，生検により転移が促進される可能性があるので，生検後速やかな根治手術が望まれる．

Ⅴ 治療，予後

治療はおもに腹会陰式直腸切断術が行われる．両側鼠径リンパ節郭清については異論があるが，深達度SMの症例を含む約17％の症例で鼠径リンパ節転移が認められたとの報告[24]，および郭清施行群で予後が良好であったとの報告がある[23]ので，根治が望める状況であれば積極的に行ったほうがよいと考える．

予後はきわめて不良で，5年生存率は米国では19.8％[20]，本邦では4.6％であったと報告されている[26]．術後の再発形式としては遠隔転移が多く[21]，肝，皮膚，肺，小腸，骨への転移が比較的よくみられる[23]．

化学療法はdacarbazine（DTIC），nimustine（ACNU），vincristine（VCR）の3剤併用によるDAV療法が標準的であり，奏効率26％と報告されている[27]．現在，これにIFN-βや，cisplatinなどの抗癌剤を組み込んだレジメンが工夫されている[27]．

おわりに

以上，肛門皮膚悪性腫瘍について概説した．肛門部の診察においては，これらの悪性腫瘍の可能性を念頭におき，診断・治療が遅れることのないよう注意が必要である．

文献

1) 小川　仁，高橋賢一，舟山裕士，他：肛門・肛門管悪性腫瘍の診断．外科　2007；69：1038-1043
2) 大原國章：直腸肛門疾患―病態と治療　腫瘍性疾患　Bowen病とPaget病．外科　1996；58：937-942
3) 林原義明，池田重雄：皮膚病変からみた内臓癌　乳房外Paget病と他臓器癌の合併（邦人および欧米白人との比較を含めて）．癌と化療　1988；15：1569-1575
4) 隅越幸男：肛門癌に関するアンケート調査報告．日本大腸肛門病会誌　1982；35：92-97
5) 大塚藤男：肛門部Paget病．別冊日本臨牀　領域別症候群シリーズNo.6，消化管症候群（下巻）．1994：826-828，日本臨牀社，大阪
6) 川島拓也，宇谷厚志，山本克志，他：微小肛門管癌の発見につながった肛囲Paget病の1例．臨皮　2004；58：678-680
7) 水野　寛，岩崎泰政，野田英貴，他：肛囲Paget病に対する手術方法の検討．西日皮膚　2001；63：309-313
8) Hassan I, Horgan AF, Nivatvongs S：V-Y Island flaps for repair of large perianal defects. Am J Surg　2001；181：363-365
9) Marchesa P, Fazio VW, Oliart S, et al：Long term outcome of patients with perianal Paget's disease. Ann Surg Oncol　1997；4：475-480
10) 林原義明，池田重雄：外陰部Paget病．癌と化療　1989；16：1714-1720
11) 前田耕太郎，橋本光正，村山良彦，他：会陰部ボーエン癌の1例．日本大腸肛門病会誌　1992；45：884-889
12) 浦　博伸，菊池かな子，今門純久，他：肛囲に生じたボーエン病の1例．皮膚臨床　1997；39：113-115
13) 藤田伸輔，楠　正人，宇都宮譲二，他：肛門部Bowen病の手術術式．外科　1990；52：133-

14) Chute CG, Chuang TY, Bergstralh EJ, et al : The subsequent risk of internal cancer with Bowen's disease. JAMA 1991 ; 266 : 816-819
15) Marchesa P, Fazio VW, Oliart S, et al : Perianal Bowen's disease : A clinicopathologic study of 47 patients. Dis Colon Rectum 1997 ; 40 : 1286-1293
16) Margenthaler JA, Dietz DW, Mutch MG, et al : Outcomes, risk of other malignancies, and need for formal mapping procedures in patients with perianal Bowen's disease. Dis Colon Rectum 2004 ; 47 : 1655-1661
17) Gibson GE, Ahmed I : Perianal and genital basal cell carcinoma : A clinicopathologic review of 51 cases. J Am Acad Dermatol 2001 ; 45 : 68-71
18) Merlini M, Eckert P : Malignant tumors of the anus. Am J Surg 1985 ; 150 : 370-372
19) Paterson CA, Young-Fadok TM, Dozois RR : Basal Cell carcinoma of the perianal region : 20-year experience. Dis Colon Rectum 1999 ; 42 : 1200-1202
20) Chang AE, Karnell LH, Menck HR : The national cancer data base report on cutaneous and noncutaneous melanoma. A summary of 84,836 cases from the past decade. Cancer 1998 ; 83 : 1664-1678
21) Goldman S, Glimelius B, Pahlman L : Anorectal malignant melanoma in Sweden. Report of 49 patients. Dis Colon Rectum 1990 ; 33 : 874-877
22) 森 亘：日本人における悪性黒色腫．癌の臨床 1971；17：245-246
23) 岡部 聡, 中島和美, 金子慶虎, 他：直腸肛門部悪性黒色腫―自験例と本邦報告137例の検討．日本大腸肛門病会誌 1987；40：401-407
24) 及川隆司, 長谷川正義, 中西昌美, 他：肛門管原発悪性黒色腫の臨床病理学的検討．外科治療 1986；54：515-522
25) Cooper PH, Mills SE, Allen MS Jr : Malignant melanoma of the anus. Report of 12 patients and analysis of 255 additional cases. Dis Colon Rectum 1982 ; 25 : 693-703
26) 嶋田 鼎, 五十嵐渉, 堀野 豊, 他：消化管悪性黒色腫わが国報告例の検討．外科治療 1999；80：1213-1222
27) 斎田俊明：悪性黒色腫の治療―最近の進歩と展望．癌と化療 1997；24：10-15

（高橋賢一，舟山裕士，徳村弘実）

4 大腸機能性疾患

1. 排便障害の診断方法

> ❋**内科医にひとこと**
> 排便障害の患者は，まず内科を受診する．排便障害の原因は多岐にわたるが，専門施設と連携して機能検査を系統的に行うことで，個々に適した治療を選択できる．

はじめに

　排便は，人間にとって不可欠の生理機能だが，その障害は個人差があるために正常と異常を明確に区別することは難しい．しかし，便秘や便失禁などの排便機能障害で日常生活が制限されている人は少なくない．排便機能には，ストレスなどの心理的な問題から解剖学的な構造異常まで多彩な要因が関係している．排便障害に悩む患者の多くは，まず内科を受診する．内科医は症状や患者背景を考慮して，器質的疾患を除外した後に，適切な処方や日常生活指導などの対症療法を行うのが一般的だろう．しかし症状があまり改善されないこともある．排便障害の原因が多種多様なために，症状は同じでも病態が異なっていたり，構造的な問題が原因のこともある．

　このように一般的な治療によって症状が改善しない場合には，大腸肛門機能検査を行って病態を把握し，個々の病態に適した治療を選択する．

I 排便障害の種類と病態診断・治療の基本

　排便障害を表現するのにさまざまな病名や症状名が用いられている．一方，「便秘」を訴える患者は，排便回数が少ない，便が硬い，排出しにくい，排便後にも残便感がある，腹が張るなどの状態をすべて「便秘」と表現する．「便失禁」も無意識的に便が漏れる漏出性便失禁や我慢できないで便が漏れる切迫性便失禁から，下着に染みが付く便汁漏（soiling, seepage）までさまざまな状態が含まれている．「便秘」と「便失禁」が混在していることも少なくない．排便障害の原因は多種多様で，さらに年齢や患者の生活環境，心理状態などの要因が加わって症状が出現するために，その状態を他覚的に表現するのが難しい．

　そこで最近では，症状と病態の両面から表現するRome IIIの診断基準が広く用いられるようになってきた[1)2)]．Rome IIIでは大腸の機能性疾患をC1：過敏性腸症候群，C2：機能的鼓脹，C3：機能性便秘，C4：機能性下痢，C5：非特異的腸機能障害の五つに分類するとともに，機能

100   4. 大腸機能性疾患

> **Point** ≪排便障害診療の基本≫
> - 一般的な治療によって症状が改善しない場合には，大腸肛門機能検査を行って病態を把握し，個々の病態に適した治療を選択する．
> - 排便障害の症状を改善するためには，原因となっている病態を他覚的に評価して診断し，その病態を補正する治療を選択する．

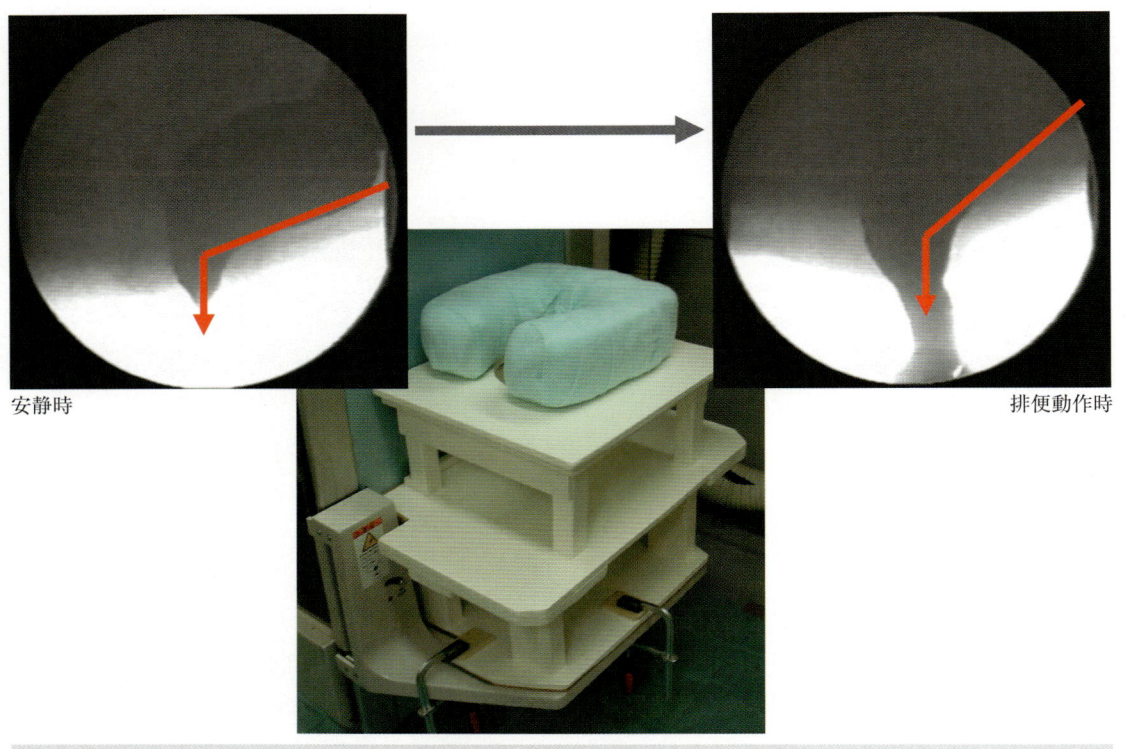

図Ⅳ-1　排便造影（デフィコーグラフィー）

性直腸肛門疾患を F1：機能性便失禁，F2：機能性直腸肛門痛，F3：機能性排便障害の三つに分類し，機能性排便障害はさらに排便協働運動障害と便排出推進運動不全に細分している．排便障害の症状を改善するためには，原因となっている病態を他覚的に評価して診断し，その病態を補正する治療を選択する．

Ⅱ　排便障害の病態

安静時には肛門管が閉鎖され，恥骨直腸筋が直腸下部を前方に牽引して，直腸と肛門管は「く」の字の状態になっている．排便時には肛門管が開き，恥骨直腸筋が弛緩すると同時に腹圧がかかって骨盤底が軽度下降するために「く」の字の角度が開いて排泄しやすい状態になる（図Ⅳ-1）．しかし肛門括約筋や恥骨直腸筋が弛緩しないと，腹圧がかかっても排便できない．この状態は神経や筋肉の障害だけでなく，精神的な過緊張でも認められる．患者はしばしば大量の緩下剤を使用しているが，下剤を変更，減量，中止して指排便法や浣腸などの排便指導で改善することがある[3]．心理的な要因が強い場合は，心理療法士のカウンセリングや精神科と

の連携も考慮する．

　内臓に分布する自律神経は感覚神経と運動神経が混在している．末梢神経は上神経膜が神経全体を被い，その中に神経鞘に包まれた神経束が走る．筋肉組織に分布する神経には髄鞘に包まれた遠心性の体性神経と求心性の感覚神経があり，全身的な糖尿病や飲酒，栄養障害や炎症などで神経鞘，神経そのもの，または両者が障害される．しばしば認められる神経障害には，陰部神経障害，骨盤神経叢の障害，馬尾神経障害などがある[4]．

　陰部神経は，第二～第四仙髄由来の混合神経で，大坐骨孔より坐骨結節を回って小坐骨孔から骨盤内に入り，内閉鎖筋の表面を走行してアルコック管を通る．この部位は分娩時に損傷を受けやすい．アルコック管を抜けると，陰部神経は生殖器表層に分布する分枝，尿道括約筋や会陰筋群の運動や会陰の感覚に関係する会陰枝，外肛門括約筋と会陰皮膚に分布する分枝に分かれる．骨盤神経叢で仙骨領域の副交感神経（S2-S4）と交感神経（T1-L2）の臓側枝が合流して直腸と膀胱壁に分布する（図Ⅳ-2）．馬尾神経は第一腰椎の高さから脊椎内で放散する．腰椎以下の外傷で傷害され，骨盤内支持筋肉組織の筋力低下の原因になる．整形外科の形態学的診断では異常がなくても，神経学的にこの部位の損傷が疑われる場合には，整形外科や麻酔科と協力して神経ブロックなどの治療法を検討する．

　骨盤内の構造異常に起因する「便秘」や「便失禁」もある．便失禁は加齢や外傷などの神経障害だけでなく，分娩や手術に伴う構造変化が原因のことも少なくない．直腸脱や直腸重積，直腸瘤，小腸瘤やS状結腸瘤などに起因する便秘では，排便回数が減少するよりむしろ増加し，残便感や会陰部の重圧感を伴うことが多い[3]．

　直腸脱は，滑脱ヘルニアとして直腸が肛門外に脱出する場合と，直腸の重積が肛門管を下降して脱出する病態に大別できる．しばしば直腸粘膜脱と混同されるが，粘膜の切除固定で治癒する粘膜脱と異なり，さまざまな誘因や構造異常が複雑に関与していることが多い[5]．病態が把握できれば，個々の状態に合わせた手術を選択できるとともに，適切な術後の治療や生活指導が行える．直腸が肛門縁から脱出しない直腸重積は外見的に診断されないことが多いが，直腸が直腸や肛門管を閉塞するため，患者は便意があるのに排便できない排便困難や残便感，会陰部の汚染や不快感，直腸肛門痛などの症状を訴える．過度のいきみが原因の場合は，排便を数回に分けて腹圧をかけないことで軽快することもある[6]．後述する直腸瘤に伴う場合は，直腸瘤の手術で病態が補正できれば重積に由来する症状も改善する．

　直腸瘤は直腸膣隔壁が脆弱になって，直腸壁の一部が膣内に囊状に突出する状態で，残便感や会陰圧迫感の原因になる（図Ⅳ-3）．直腸重積と同様に健常者でも認められ，その存在自体が外科的治療の適応ではない．また肛門括約筋や骨盤底筋群が弛緩しないために直腸に過剰の圧がかかって膣側に突出することもある．この場合は直腸瘤が症状の主因ではないので，その原因となっている肛門管の狭窄や骨盤底筋群の弛

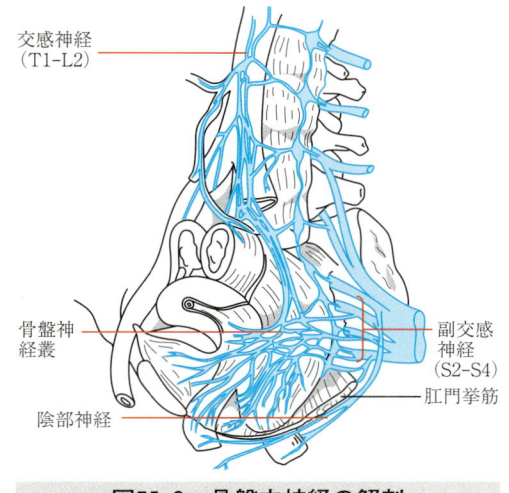

図Ⅳ-2　骨盤内神経の解剖

Point ≪直腸瘤の治療≫
● 排便造影における動的診断と症状再現が明らかに相関する場合は外科的治療を選択する.

緩不良の治療を優先する．排便造影における動的診断と症状再現が明らかに相関する場合は外科的治療を選択する．小腸瘤やS状結腸瘤は，骨盤底に小腸やS状結腸が下垂する状態で，残便感や重圧感などの原因になる．婦人科手術の既往があることが多く，しばしば直腸重積や直腸瘤などの解剖生理学的異常を伴っている[6].
排便動作時に腹圧がかかると，小腸やS状結腸が下垂して便意を感じるが，当然，肛門からは排泄されない．小腸瘤に比べてS状結腸瘤では内容物の量が多く，重いために症状が強い（図IV-4）．時間をおいて内容物が直腸に移動するのを待って排便することで症状は軽減するが，保存的治療で改善しない場合は骨盤底を形成する．

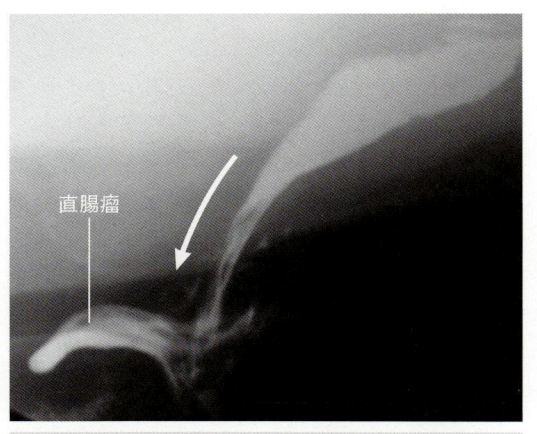

図IV-3　直腸瘤とそれに伴う直腸重積

III　排便障害の診断に必要な検査法

排便障害の病態を他覚的に診断するためには，器質的疾患を除外した後に排便機能を評価して問題点を抽出する．ここでは国際的に広く用いられている標準的な大腸肛門機能検査の概要とその意義について記載する．

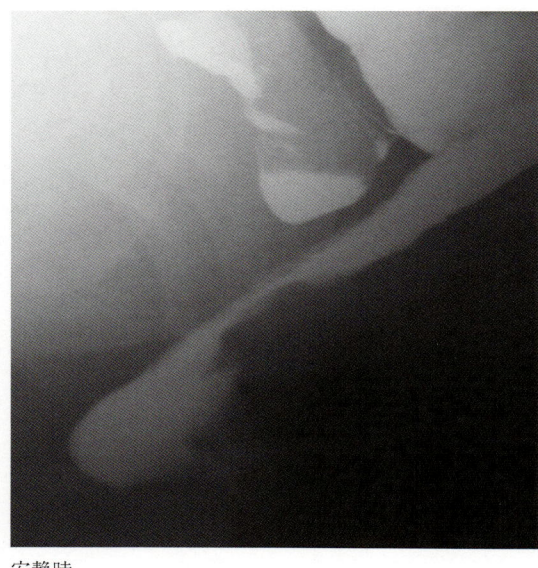

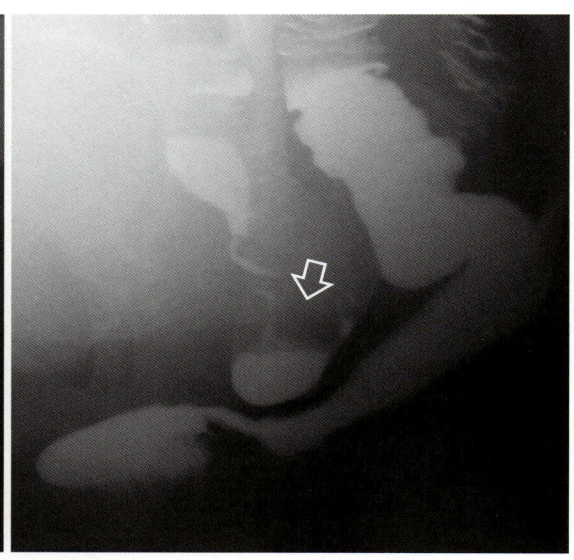

安静時　　　　　排便動作時
図IV-4　S状結腸瘤

> **Point ≪消化管通過時間の測定≫**
> ● 小腸では口-結腸通過時間を測定するラクツロース呼気試験，大腸ではマーカー法が行われることがある．

1．消化管通過時間の測定

　便秘や下痢，腹部の膨満感などの症状について腸管移送能の異常が原因か，骨盤底の障害に由来するのかを評価する．小腸と大腸では内容物の性状や内部環境が異なるため，評価する部位で検査方法が異なる．放射性同位元素を用いるシンチグラフィーは煩雑で高価なため，より簡便な検査として，小腸では口-結腸通過時間を測定するラクツロース呼気試験，大腸ではマーカー法が行われることがある．

1）小腸通過時間の測定（図Ⅳ-5）

　ラクツロースは大腸の嫌気性菌により分解吸収されて呼気中に水素として排出される．これを応用してラクツロースを経口的に投与して経時的に呼気を採取し，水素濃度を計測して小腸の通過時間を測定する．正常では90〜180分後に呼気中の水素濃度が上昇する[8]．通常は小腸内には嫌気性菌が存在しないが，小腸内で細菌が増殖すれば投与後早期から呼気中の水素濃度が上昇する．また結腸内の細菌叢が正常でない場合には，ラクツロースが分解されずに呼気中の水素が上昇しないこともある．後述する大腸通過時間測定と併用すれば腸管各部の移送能を評価できる．

2）大腸通過時間の測定（図Ⅳ-6）

　X線不透過性マーカーの入ったカプセルを投与して，経時的な移動を観察する．1種類のマーカーを服用して経時的にX線撮影をする方法と3種類のマーカーを経時的に服用して1回のX線撮影で評価する方法がある．脊椎中央線および第五腰椎と骨盤出口右側を結ぶ線，左腸骨稜を結ぶ線を基準に左右結腸と直腸S状結腸の3分節に分けてマーカーの分散状況を評価する．マーカーは通常7〜13時間で右結腸領域に到達し，左結腸領域を9〜15時間で，骨盤領域を11〜18時間で通過する．正常では5日目に80％以上のマーカーが排泄される．直腸肛門の機能異常では，マーカーが骨盤出口領域に集中して遺残する（図Ⅳ-6b）．colonic inertiaやslow transit constipationなど大腸移送能

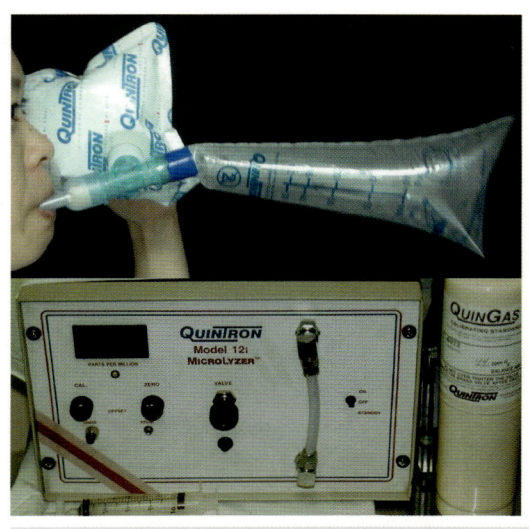

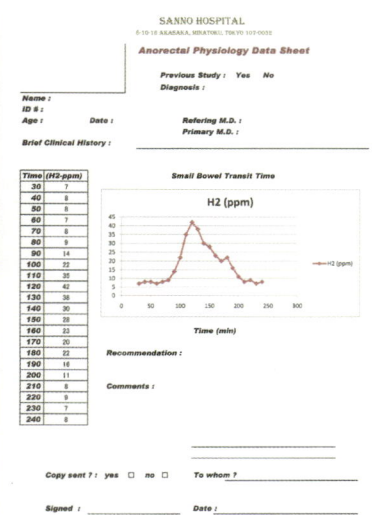

図Ⅳ-5　小腸通過時間の測定：ラクツロース呼気試験

104　4. 大腸機能性疾患

> **Point** ≪直腸肛門内圧測定・感覚機能検査≫
> - 直腸肛門の圧を他覚的に評価する方法で，肛門括約筋の緊張，収縮状態，直腸のコンプライアンス，直腸感覚や直腸肛門反射などが測定できる．
> - 静止圧は安静時に肛門括約筋が肛門を閉鎖する圧で，その55～85％が内肛門括約筋に依存するため，内肛門括約筋機能を評価する指標に用いる．随意収縮圧は意識的に肛門を締めた状態の最大圧で，これは外肛門括約筋機能を反映する．

a：X線不透過マーカー

b：outlet obstruction　　c：slow transit constipation

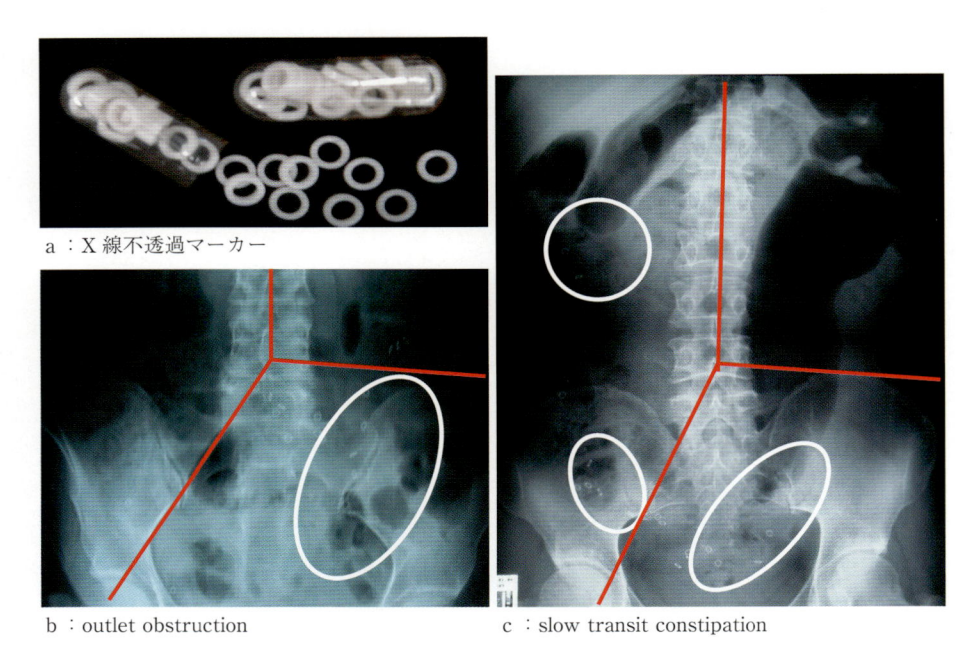

図Ⅳ-6　大腸通過時間の測定：マーカー法

の障害ではマーカーが大腸全体に散在して遺残する（**図Ⅳ-6c**）[9]．

2．直腸肛門内圧測定・感覚機能検査（図Ⅳ-7）

　直腸肛門の圧を他覚的に評価する方法で，肛門括約筋の緊張，収縮状態，直腸のコンプライアンス，直腸感覚や直腸肛門反射などが測定できる．蒸留水を還流させて水圧を測定する水還流法とカテーテルの先端で圧を感知するマイクロトランスデューサー法がある．計測方法は直腸から肛門縁まで引き抜きながら測定するpull-through法と，固定点で静止圧，随意収縮圧を測定するstation法があり，施設によって機器や検査方法が異なる．直腸の感覚，反射の測定は，直腸内のバルーンに空気や蒸留水を注入してその反応を検査する．測定する機器や計測法が異なるために施設間での比較は難しい．

　肛門管の内圧は安静時の静止圧，肛門を引き締めたときの随意収縮圧とともに肛門管高圧帯の長さを測定する．静止圧は安静時に肛門括約筋が肛門を閉鎖する圧で，その55～85％が内肛門括約筋に依存するため，内肛門括約筋機能を評価する指標に用いる．随意収縮圧は意識的に肛門を締めた状態の最大圧で，これは外肛門括約筋機能を反映する．肛門管高圧帯は恥骨直腸筋から括約筋下縁までの静止圧が高い部分の長

> **Point ≪排便造影検査≫**
> ● 注腸検査用バリウム，空気と疑似便を直腸内に注入して，透視下に排便動作時の変化を動的に観察する．

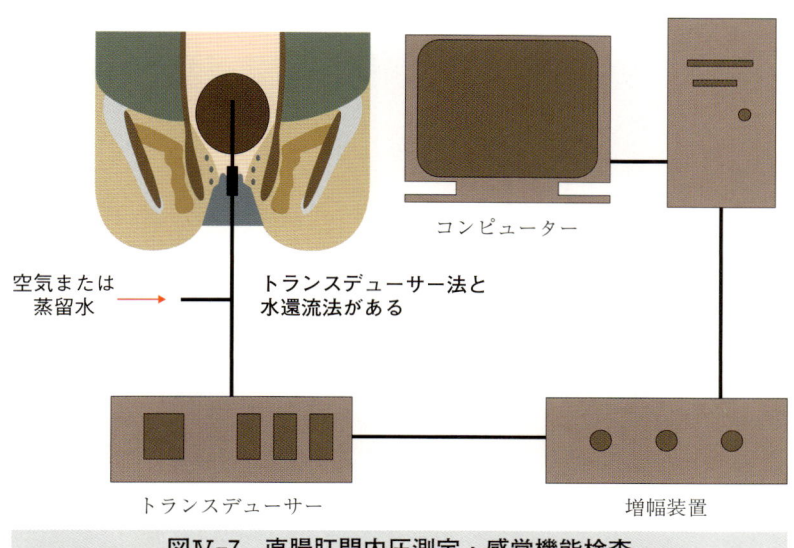

空気または蒸留水
トランスデューサー法と水還流法がある
コンピューター
トランスデューサー
増幅装置

図Ⅳ-7 直腸肛門内圧測定・感覚機能検査

さで，機能的な肛門管長と考えられており，静止圧とともに便の禁制に深く関わっている．直腸肛門抑制反射は，直腸壁から脊髄を介さず局所の壁内神経によって括約筋に直接伝達される反射で，直腸内のバルーンを膨張させ，肛門管の静止圧低下を確認する．ヒルシュスプルング病患者ではこの反射が消失している．また直腸感覚が低下している慢性便秘や直腸脱の患者では，反射を誘発する直腸内バルーンの容量を増やさなければ反射が認められないことがある．

直腸感覚は直腸内のバルーンに空気や蒸留水を注入して測定する．被検者が変化を感じた点（直腸感覚閾値；STH），便意を感じた点（便意発現閾値；CSV），限界点（最大耐容量；MTV）の3点でバルーン内の容量を測定する．STHは陰部神経と骨盤神経叢を介する求心性神経の感受性を評価している．慢性便秘患者ではしばしばCSVやMTVが高くなっている．一方，便失禁や頻回の排便を訴える患者ではCSVと MTVが低く，その差が小さい[10]．

3．排便造影（図Ⅳ-1）

注腸検査用バリウム，空気と疑似便を直腸内に注入して，透視下に排便動作時の変化を動的に観察する[11]．安静時，骨盤底筋収縮時，排便動作時には静止画での基準線に対する直腸肛門角の変化や会陰下垂の程度を計測する．安静時に70～140度の直腸肛門角は，肛門を締めるときには恥骨直腸筋が収縮して直腸を前上方向に引き上げるため75～90度と鋭角になり，排便動作時には恥骨直腸筋が弛緩して骨盤底が下降し，100～180度に開いて直腸内容を排泄しやすくなる．検査は専用便器に患者が座り，安静時，括約筋収縮時の状態を繰り返し観察した後に直腸内のバリウムを排泄させて，排便動作時の状態を観察する[12]．

> **Point ≪経肛門超音波検査≫**
> ● 外来で簡便に行える非侵襲的検査で，括約筋の状態を評価するのに適している．括約筋損傷が疑われる場合には，その程度や状態と範囲を確定できるため，手術の適応や術式選択の必須検査になっている．

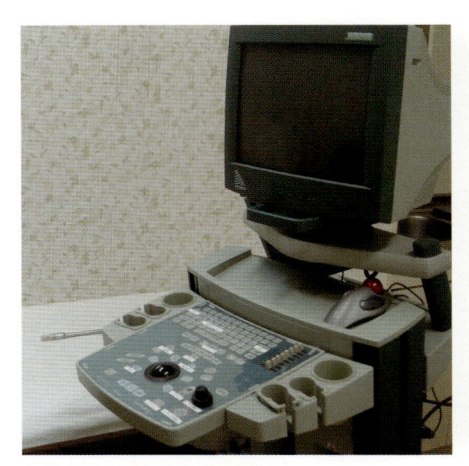

経肛門 3D 超音波診断装置

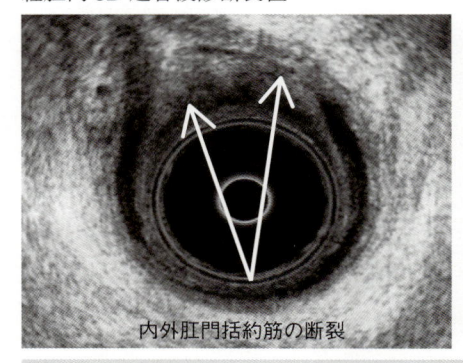

瘢痕化した外肛門括約筋

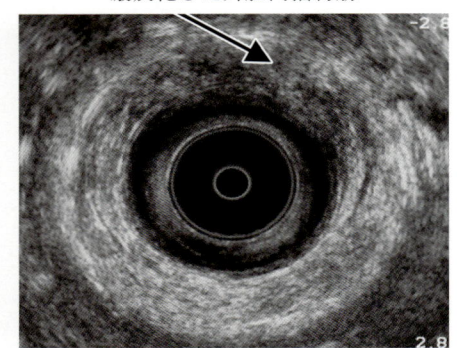

内外肛門括約筋の断裂

図Ⅳ-8 経肛門超音波検査

4．超音波検査と MRI（図Ⅳ-8）

　肛門括約筋や周囲組織の構造を解剖学的に評価する．ラジアル型直腸肛門超音波検査は，外来で簡便に行える非侵襲的検査で，括約筋の状態を評価するのに適している．括約筋損傷が疑われる場合には，その程度や状態と範囲を確定できるため，手術の適応や術式選択の必須検査になっている．MRI は骨盤底の構造を立体的に描写できるが，直腸内コイルがなければ肛門括約筋の評価は難しい[13]．動的 MRI 検査は病態が臥位では再現できないことも多く，排便造影との併用が望ましい．

5．筋電図・神経伝導速度の測定

　排便に関係する神経生理学は未だ十分には解明されていない．関与が認められている遠心性の仙骨神経，陰部神経領域の神経学的評価に筋電図や神経伝導速度の測定が行われる．筋電図測定は単軸針（single fiber electromyography：SFE）や同軸針（concentric needle electromyography；CME）を用いる針筋電図と肛門管の表面筋電図（surface anal plug electromyogra-

1. 排便障害の診断方法　　107

> **Point ≪排便障害の評価≫**
> - SPAE は針を用いずに筋収縮の概要を観察できるため，バイオフィードバック治療にも広く用いられている．
> - 陰部神経伝導速度の測定（PNTML）は便失禁など陰部神経の障害が疑われる状態の評価に用いる．
> - 大腸肛門機能検査は，症状の原因となる病態を他覚的に確認できる利点がある．

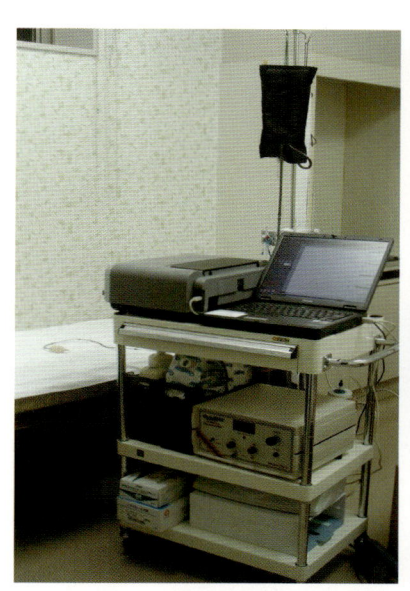

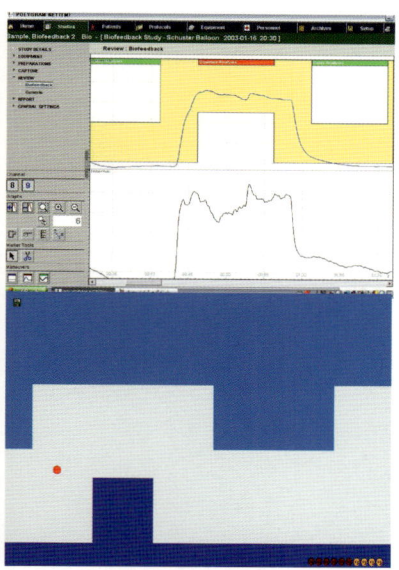

図Ⅳ-9　表面筋電図を用いたバイオフィードバック治療

● バイオフィードバック治療とは，表面筋電図装置を用いて視覚的に直腸肛門機能の感覚を患者自身に理解させて，括約筋の制御訓練を行う治療法である．

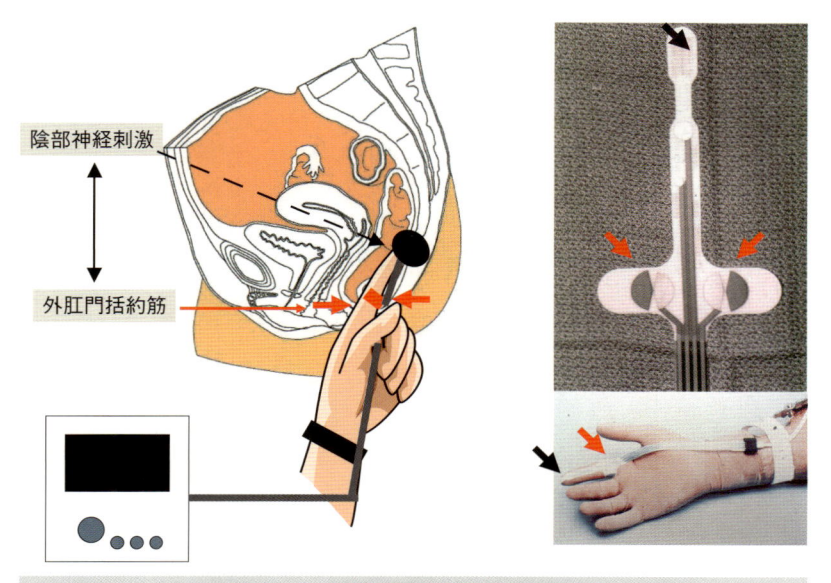

図Ⅳ-10　陰部神経伝導速度の測定

phy；SPAE）に大別できるが，針筋電図は侵襲的検査のため，脱神経が疑われる場合や神経再生の評価以外では行われない[13]．SPAEは針を用いずに筋収縮の概要を観察できるため，バイオフィードバック治療にも広く用いられている（図Ⅳ-9）．陰部神経伝導速度の測定（PNTML）は便失禁など陰部神経の障害が疑われる状態の評価に用いる．装置を示指に装着して，陽極で直腸内の陰部神経を刺激し，外肛門括約筋部の陰極までの到達時間を測定する．正常では0.2 msecで刺激が伝達される（図Ⅳ-10）．

おわりに

排便障害の治療は，従来の対症的治療から病態に即した論理的治療へと変化している．大腸肛門機能検査は，症状の原因となる病態を他覚的に確認できる利点がある．しかし排便機能をすべて総括して表現できる検査はない．本邦では機能検査を系統的に行える施設はまだ少ないが，専門施設と連携して病態を把握し，適切な治療を選択することもできる．対症療法で改善しない排便障害は，その症状から原因を考察し，病態を把握するための検査を組み合わせて診断し，患者背景を考慮して個々に適した治療を選択することで症状を改善できる．

文献

1) Longstreth GF, Thompson WG, Chey WD, et al：Functional bowel disorders. Drossman DA, et al（eds）：Rome Ⅲ；The Functional Gastrointestinal Disorders. 2006；487-555, BW & A Books, Durham
2) Wald A, Bharucha AE, Enck P, et al：Functional anorectal disorders. Drossman DA, et al（eds）：Rome Ⅲ；The Functional Gastrointestinal Disorders. 2006；639-685, BW & A books, Durham
3) 高尾良彦：機能性疾患．穴澤貞夫，後藤百万，高尾良彦，他編：排泄リハビリテーション；理論と臨床．2009；140-154，中山書店，東京
4) 高尾良彦，辻塚一幸，菊池 潔，他：排便機能からみた直腸脱の診断と治療．日本大腸肛門病会誌 2007；60：911-916
5) 高尾良彦，穴澤貞夫，山崎洋次，他：直腸肛門に起因する排便障害とコントロール．消化器外科NURSING 2001；6：29-35
6) 高尾良彦，藤川 亨，小川匡市，他：直腸脱，Sigmoidoceleの病態と臨床的意義．外科治療 2000；83：153-159
7) 高尾良彦，飯野年男，諏訪勝仁，他：骨盤内の疾患による排便・排尿障害．臨床看護 2006；30：1710-1715
8) Kim HJ, Camilleri M.：Methods to measure small bowel and colonic transit. Wexner SD, Duthie GS（eds）：Constipation. 2006；57-70, Springer-Verlag, London
9) 高尾良彦，諏訪勝仁，藤田明彦，他：大腸原発性便秘症の手術．手術 2006；60：1481-1486
10) 高尾良彦，諏訪勝仁，藤田明彦，他：便失禁の診断・治療における直腸肛門機能検査の意義．消化器科 2006；42：440-445
11) Takao Y, Okano H, Gilliland R, et al：Cinedefecographic evidence of difficult evacuation in constipated patients with complex symptoms. Int J Colorectal Dis 2000；14：291-296
12) 高尾良彦：排便造影．穴澤貞夫，後藤百万，高尾良彦，他編：排泄リハビリテーション；理論と臨床．2009；236-238，中山書店，東京
13) 高尾良彦，飯野年男，諏訪勝仁，他：直腸肛門機能検査．名川弘一，鶴丸昌彦，永井秀雄 編：最新アッペ・ヘモ・ヘルニア・下肢バリックスの手術．2005；62-72，金原出版，東京

〔高尾良彦〕

4 大腸機能性疾患

2. 便秘，便失禁

> **内科医にひとこと**
> 便秘も便失禁も患者がよく訴える症状である．しかし，患者（とくに便失禁の場合）は羞恥心があり，かなり悩んだ末に医師を受診していることもある．問診の際に患者の訴えを十分に受容していただきたい．

はじめに

直腸肛門のおもな機能は便の禁制（continence）を維持することと排便である．この二つの機能には肛門のしまりや直腸の容量，便の性状，肛門粘膜や直腸の感覚，大腸全体の輸送能など多くの要素が関与している．診療においてはほかの疾患と同様，病態に基づいた治療が必要となるが，この分野では現在は治療とともに介護への視野も必要となりつつある．ここでは，便秘と便失禁の原因，病態とその治療について述べる．

A 便秘

I 原因

成人における便秘の原因としては，甲状腺機能異常などの内分泌異常，神経性，代謝性，精神性，肛門狭窄，特発性などがある（**表IV-1**）[1]．特発性のなかではさらに，outlet obstruction と slow transit constipation に分類され，1950年代以降，英国の外科医を中心にその病態と治療法について多くの論文が報告されてきた．一方，1996年に組織された Rome 委員会では内科医を中心に機能性疾患が整理され，Rome III では「C3. 機能性便秘」と「F3. 機能性排便障害」とに分類されている[2]．ここでは，両者の流れを踏まえて概説する．

1. 内分泌異常

甲状腺機能低下，副甲状腺機能亢進により便秘が症状として出現する．また，妊娠がその原

表IV-1 便秘の原因

- 内分泌異常
  - 甲状腺機能異常など
- 神経性
  - パーキンソン病，多発性硬化症など
- 代謝性
  - 糖尿病，尿毒症など
- 精神性
  - うつ病，拒食症など
- 肛門狭窄
  - 肛門手術の後など
- 特発性
  - Outlet obstruction
  - Slow transit constipation

〔文献1）に一部加筆〕

> **Point ≪便秘の原因・病態≫**
> - 原因として，内分泌異常，神経性，代謝性，精神性，肛門狭窄，特発性などがある．
> - 特発性便秘の病態は，直腸にある便を肛門から排泄できない outlet obstruction と，大腸全体の輸送能が低下して直腸まで便が運ばれない slow transit constipation に分類される．

因となることもある[3]．

2．神 経 性
パーキンソン病，多発性硬化症，強皮症などにより排便異常をきたすことが知られている[4)5]．

3．代 謝 性
糖尿病や尿毒症などで便秘を訴える場合がある．糖尿病の場合には便失禁もきたすことがある[6]．

4．精 神 性
うつ病，拒食症などの一部には排便の異常を認めることがある．

5．肛門狭窄
肛門手術の術後に狭窄をきたす場合がある．

6．特 発 性
上記のような明らかな異常がないにもかかわらず便秘をきたす場合に特発性便秘症と呼ばれてきた．これまでに outlet obstruction と slow transit constipation に分類されてきた．前者は直腸にある便を肛門から排泄することが困難であるために便秘となり，後者は大腸全体の輸送能が低下しているために便秘となるが，両者が並存している場合もある．

II 病　態

病態については outlet obstruction と slow transit constipation についてのみ述べる．

1．Outlet obstruction
直腸まで運ばれてきた便を肛門から排泄できない状態のことである．一番の特徴は排便に際して骨盤底筋群の動きが鈍いために，直腸から便が排泄されないことにある[7]．また，外肛門括約筋や恥骨直腸筋が弛緩しないこともある．

2．Slow transit constipation
大腸全体の輸送能力が低下している場合，直腸まで便が運ばれない状態となる．大腸の輸送能は大腸全体に及ぶものと分節的なものが含まれる[8]．

III 診　断

1．問　診
原因となる基礎疾患の有無について確認する．手術後の障害に関しては患者自身が述べる手術の既往の有無により比較的容易に診断ができる．時に手術後かなり時間を経てから症状が現れる場合があり患者が手術との因果関係に気づいていない場合もある．

2．臨床症状
術後の肛門狭窄では排便障害のほかに出血や soiling を訴えることが多い．いわゆる outlet obstruction の場合はとくに女性に多く，長期にわたって排便回数の減少と排便困難を訴える．

3．理学的所見
術後の肛門狭窄の場合，直腸指診で肛門部の瘢痕を触知することができる．痔核手術後のい

> **Point ≪便秘の診断≫**
> - 基礎疾患, 手術の既往の有無を確認する.
> - 臨床症状, 各種検査にて診断するが, outlet obstruction では骨盤底筋群の機能低下を原因とする種々の所見を呈する.

わゆるホワイトヘッド肛門では全周性に瘢痕を認め直腸内への指の挿入が不可能な場合がある. また, outlet obstruction では安静時, 肛門括約筋の収縮を促した場合, さらに排便を促した場合の3者間の指に感じる圧にまったく変化がないこともある.

4. 肛門内圧検査

瘢痕による狭窄では内圧測定用のプローブを肛門管内に挿入することが困難な場合がある. outlet obstruction では安静時肛門内圧が正常値よりも高い傾向にある.

5. Defecography

outlet obstruction の場合, 安静時の指標は正常と違いはないが, 肛門括約筋収縮時や造影剤の排泄時に骨盤底筋群の動きがほとんどみられないことがある.

6. 直腸排泄試験

通常 defecography のときに直腸内に注入された疑似便を一定時間内にどれだけ排泄できるかを評価する方法であり, outlet obstruction の場合の排泄率は 0 g/min であることが多い.

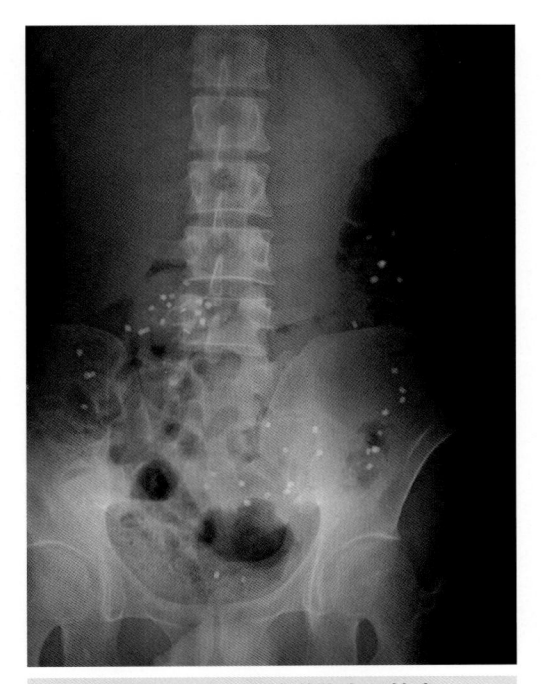

図Ⅳ-11 大腸輸送能力の検査
● slow transit constipation の患者で, 大腸全体にマーカーが残っている.

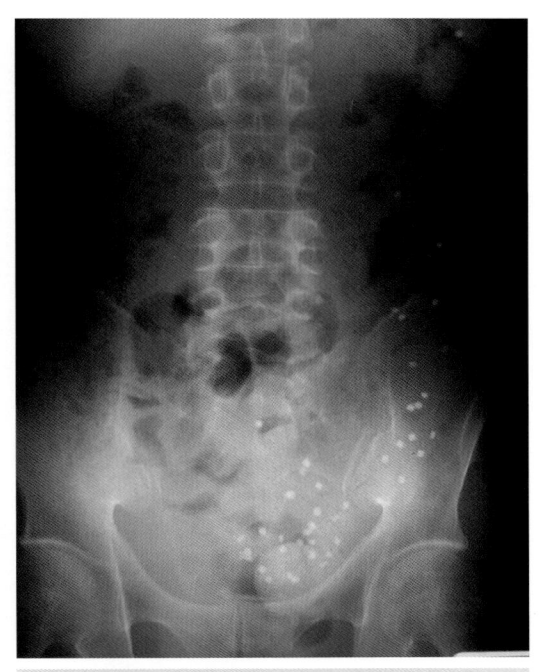

図Ⅳ-12 大腸輸送能力の検査
● outlet obstruction の患者で, 直腸を中心に左側にマーカーが残っている.

> **Point ≪便秘の治療≫**
> - 専門医を受診する患者においては，薬剤による治療はあまり効果がないことが多い．
> - バイオフィードバックによる治療は，患者の治療に対する熱意が治療効果に反映される．
> - 手術療法は，必ずしも満足できる効果が得られるとは限らない．

7．大腸輸送能検査

放射線非透過性マーカーを患者に飲んでもらい，それから5日後に腹部単純X線撮影を行う．マーカーの80％以上が大腸内に残っている場合 slow transit constipation とする[9]（図Ⅳ-11）．しかし，マーカーが直腸の近傍に多く残っている場合は，outlet obstruction の可能性もある（図Ⅳ-12）．

Ⅳ 治療

便秘の原因が，内分泌異常，神経性，代謝性などの場合にはその基礎疾患に対する治療を優先する．うつ病などの疾患がある場合は，その治療薬によりさらに便秘症状が悪化することがあり，まれに外科的治療を要することもある．特発性便秘症のカテゴリーに入る患者に対しては，保存的治療が奏効しない場合に外科的治療を考慮する．

1．保存的治療

薬　剤：種々の下剤の投与はもっとも一般的な保存的治療法の一つである．しかし，実際に患者は受診までにすでに多くの薬剤を自分で試みて，その効果があまりないことを自覚している場合が多い．

バイオフィードバック：outlet obstruction の患者が適応となる治療法であり，肛門内圧測定に使用するプローブを肛門内に挿入し，内圧の変動を見ながら自分の肛門の締まり具合を調整する方法である[10]．この治療の効果は患者がどれだけ熱心に治療を受けるかに関係し，その治療回数が多いほど効果が大きいとの報告もある[11]．

2．外科的治療

内肛門括約筋切除術：outlet obstruction に対して行われる手術で，直腸まで降りてきた便の

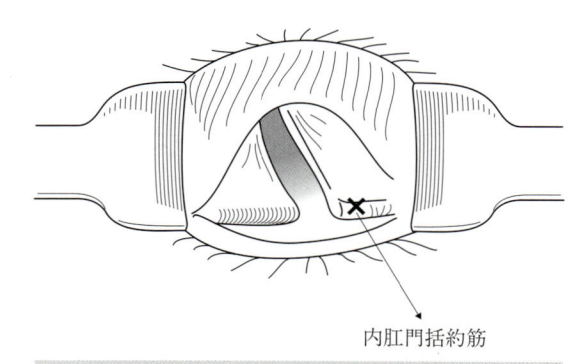

図Ⅳ-13　内肛門括約筋切除術
- 肛門粘膜を切開し，内肛門括約筋を切除する．

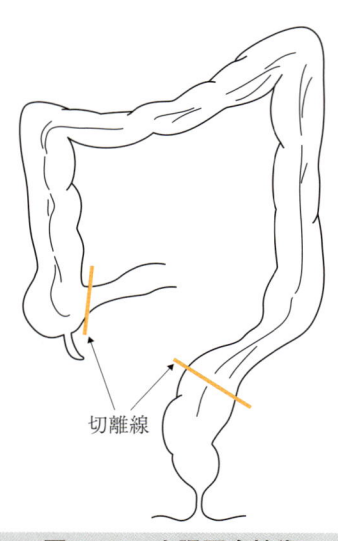

図Ⅳ-14　大腸亜全摘術
- 直腸を残して大腸を切除し，回腸直腸吻合術を行う．

> **Point ≪便失禁の原因・病態≫**
> - 原因は，肛門括約筋や骨盤底筋群における損傷の有無により分類される．
> - 肛門括約筋の損傷がない便失禁は，会陰部の下降，骨盤底筋や肛門括約筋を支配する神経系の異常などによる．

排泄を肛門内圧を下げることにより容易にするという考えに基づく治療法である．砕石位とし開肛器で肛門を開いた後，6時の方向で歯状線から1cm口側の粘膜を切開する．内肛門括約筋を露出し1cmの幅で約10cmの長さの肛門括約筋と直腸内輪筋の一部を切除する（**図Ⅳ-13**）．術後早期における機能的予後は良好であるが[12]，長期の機能的予後は必ずしも良好でない[13]．

大腸亜全摘術：slow transit constipation に対して行われる．輸送能力の低下した大腸を切除し，回腸と直腸を吻合する（**図Ⅳ-14**）．通常排便回数の改善は得られるが，腹痛や腹部膨隆などの症状が残る場合もある[14)15)]．

B　便　失　禁

Ⅰ　原　因

成人における便失禁の原因は出産，肛門手術，交通事故などによる肛門括約筋，骨盤底筋群の明らかな損傷による場合と，いわゆる特発性便失禁など括約筋の損傷がないにもかかわらず機能低下をきたす場合がある（**表Ⅳ-2**）．

1．分娩時外傷
臨床で便失禁の原因として多くみられる．出産時の会陰切開により肛門括約筋，骨盤底筋群の損傷をきたすことにより起こる．

2．肛門手術
痔瘻，裂肛，痔核などに対する手術の際に，

表Ⅳ-2　便失禁の原因

- ・分娩時外傷
- ・肛門手術
　　痔瘻，裂肛，痔核などに対する手術
- ・会陰下降症候群
- ・神経性
　　糖尿病，髄膜脊髄瘤など
- ・鎖肛の術後
- ・特発性
- ・交通事故による外傷

肛門括約筋，骨盤底筋群を結果的に損傷する場合に起こる．

3．会陰下降症候群
とくに女性に多くみられ，会陰部が正常より下がっていることと排便機能障害との関連が報告されてきた．

4．神経性
糖尿病，髄膜脊髄瘤などの疾患による便失禁が起こる．

5．鎖肛の術後
幼児期に鎖肛などの肛門部の先天性奇形に対する手術を受けた患者が成人になっても便の禁制が十分に保たれないことがある．これらの患者は時に便秘症も同時に有していることがある．

6．特　発　性
明らかな原因がないにもかかわらず，便失禁を訴える場合がある．多くは女性で出産の経験

> **Point ≪便失禁の診断・治療≫**
> - 便失禁の程度や過去の出産，手術や事故，糖尿病などの病歴を把握し，必要に応じて肛門内圧検査などを行う．
> - 薬剤による便性状の改善や，骨盤体操による骨盤底筋群のトレーニング，バイオフィードバック治療による肛門領域の知覚の改善など，保存的治療を行う．
> - 保存的治療が奏効しない場合は外科的治療の適応となるが，治療効果は必ずしも良好でないことが多い．

があり，時に分娩そのものが困難であった場合に症状が出る傾向にある．

II 病　態

1．分娩時外傷，肛門手術など

分娩時外傷，肛門手術あるいは交通事故による肛門括約筋，骨盤底筋群損傷の後には，それまで便の禁制を維持してきた括約筋機能が低下することによって失禁をきたす．

2．会陰下降症候群

会陰の下降は専用のメジャーで計測されたり，defecography によってその程度が測定されてきた．近年，泌尿器科や婦人科を含めた骨盤底筋群の機能に関して会陰部の下垂が排便機能にも関与していることが明らかとなりつつある．

3．神　経　性

骨盤底筋群あるいは肛門括約筋には異常や損傷がないものの，それらを支配する神経系の異常により機能障害を呈する病態である．

4．鎖肛の術後

鎖肛に対する手術の場合，再建されて新しい肛門の周囲の骨盤底筋群の機能が正常とは異なるために機能障害が残る．とくに術前に直腸腟瘻や直腸尿道瘻を形成しているタイプは排便機能障害をきたしやすい．

5．特　発　性

臨床的な背景から，病態の本質は骨盤底筋群，なかでも恥骨直腸筋を支配する神経の障害と考えられている．また，外肛門括約筋も同程度に障害されているとの報告もある．

III 診　断

1．臨床症状

発症の契機：肛門括約筋損傷の場合，症状として出産を契機として便失禁を訴えることが多い．

症状の程度：失禁は，軽度なものは時々認める下着の汚れ程度のものから，ほとんど毎日堅い便が漏れ出るような重度の便失禁まで多様である．

漏出性便失禁と切迫性便失禁：症状の種類による分類として，便が気づかないうちに漏れる場合を漏出性便失禁，便意を催したときに我慢できない切迫性便失禁に分類できる．前者の場合，内括約筋の障害が原因であり，後者は外括約筋の障害によることが多いとされている．

2．理学的所見

外傷あるいは手術の既往のある患者では，視診で肛門が明らかに開いている状態のものもある．直腸指診では，ほとんどの症例で明らかな肛門管の静止内圧の低下を容易に感じ取れる．また，括約筋の損傷を触知することもある．

3．経肛門的超音波検査

プローブを肛門管に挿入し，括約筋の断裂を

視覚的に評価する検査である．この検査は術後の評価にも有用である．

4．肛門内圧検査

　明らかな症状を訴える患者においてはほとんどの場合，安静時肛門内圧が健常人よりも有意に低下している．肛門管が開大している患者では，測定用のプローブを肛門管内に挿入してもプローブと肛門管壁の間に間隙が生じることもある．治療前後の効果を比較検討するときも重要な指標となる．

5．Defecography

　安静時，肛門括約筋収縮時および排便時に側面からX線撮影を行う．健常人では安静時には直腸肛門角は保たれ肛門管は細いが，重度の便失禁の患者では直腸肛門角は開大しており安静時においてすでに肛門管の幅が増大している（図Ⅳ-15）．

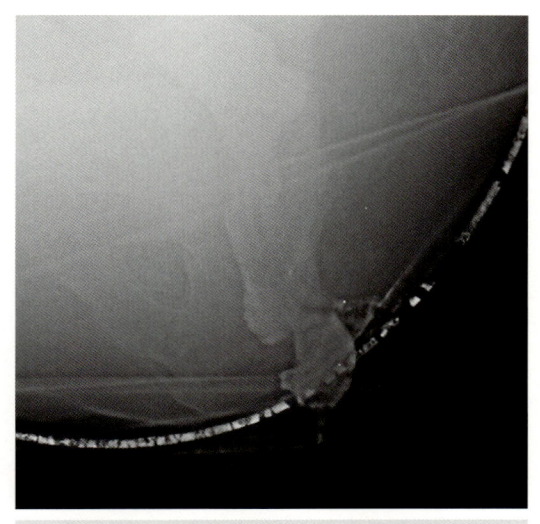

図Ⅳ-15　便失禁の患者のdefecography
●小児期に鎖肛の手術を行った患者で，肛門管が大きく開いている．

Ⅳ　治　療

　治療のカテゴリーとしては内科的治療と外科的治療がある．投薬，骨盤体操，バイオフィードバックなどの内科的治療が奏効しない場合に外科的治療を行う（表Ⅳ-3）．しかし，一般的に便失禁に対する外科的治療は効果が必ずしも良好でないことが多く，患者への説明では十分に手術侵襲や合併症，さらに治療効果の不確実さが理解されたうえで行われるべきである．

1．保存的治療

1）投　薬

　便失禁の症状は便の性状が柔らかくなった場合に悪化する．その症状を軽減させるため止痢剤を投与する．あるいは，便が漏れるのは直腸に便があるからであり，常にその直腸を空にすることを目標として，下剤を試みることもできる．また，便の性状を整えることを目的としてポリカルボフィルカルシウムの投与が行われ，症状の軽減に有効であることが報告されている．

2）骨盤体操

　骨盤底筋群のトレーニングにより失禁の症状を軽減することを目的とする．肛門周囲の筋肉を繰り返し引き締める運動をさせる．尿失禁に対しても効果があるといわれている．

表Ⅳ-3　便失禁に対する治療

・保存的治療
　　薬剤
　　骨盤体操
　　バイオフィードバック
・外科的治療
　　肛門括約筋修復術
　　Postanal repair
　　有茎薄筋移植
　　SNS（sacral nerve stimulation）

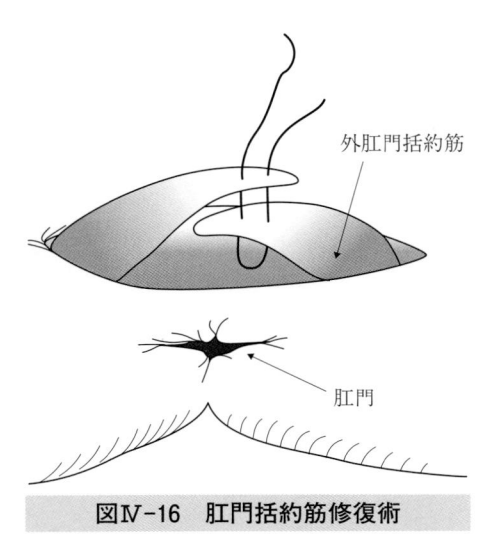

図Ⅳ-16　肛門括約筋修復術
● 損傷された外肛門括約筋をオーバーラップして縫い合わせる.

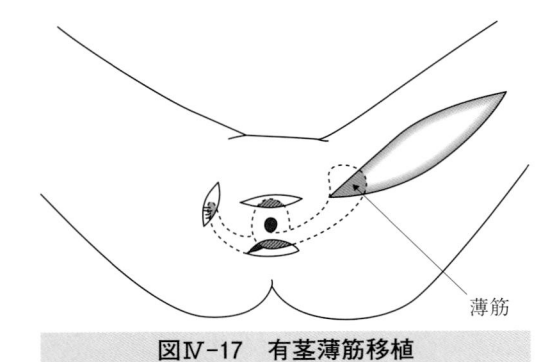

図Ⅳ-17　有茎薄筋移植
● 薄筋を遊離し肛門周囲に巻き付ける.

3) バイオフィードバック

方法は便秘の患者に対する場合と同様に, 肛門内圧測定に使用するプローブを肛門内に挿入し, 内圧の変動を見ながら自分の肛門の締まり具合をコントロールする. その効果も便秘と同様に患者自身がどれだけ熱心に治療を受けるかに関係している.

2. 外科的治療

1) 肛門括約筋修復術

失禁の原因が明らかに括約筋の断裂による場合が適応となり, 断裂した外括約筋をオーバーラップさせて縫い合わせる手術である. 患者を砕石位とし, 括約筋の損傷があると思われる部位の肛門付近の皮膚を切開する. 損傷を受けた括約筋は通常瘢痕のために硬くなっている. その部位を周囲組織から剥離し, 瘢痕化している中央で切離する. 遊離された両断端の括約筋を重ね合わせて縫合する(図Ⅳ-16). 手術の機能的予後は良好で 70〜90％以上の患者は術後便失禁が消失する[16].

2) Postanal repair

肛門括約筋に明らかな損傷を認めないにもかかわらず便失禁を呈する, いわゆる特発性便失禁が手術適応となる. 患者を砕石位とし, 肛門縁から約 2 cm 後方の皮膚を U 字型に切開を加える. 外肛門括約筋と内肛門括約筋の間を口側に向けて剥離を進める. 骨盤底に達した時点で深部より恥骨尾骨筋, 恥骨直腸筋, 外括約筋を順次縫縮していく. 約 60％の患者は術前に比べ術後の肛門機能は改善するとの報告があるが[17], 手術を受けた患者の QOL の評価では必ずしも良好でないことも指摘されている[18].

有茎薄筋移植: この手術が適応となるのは, 便失禁に対する種々の手術が行われた後にも肛門機能が回復せず人工肛門の造設以外に手段がない場合か, 肛門部の重度の外傷により肛門機能が極端に悪化している場合である[19]. 砕石位で大腿の内側に皮膚切開を加え, 薄筋を周囲組織から剥離する. 膝の内側部で薄筋の遠位の腱を切離する. 次に肛門周囲に皮膚切開を加え遊離した薄筋を肛門周囲に巻き付け, 反対側の坐骨に遠位側の腱を縫着する(図Ⅳ-17).

人工肛門造設: あらゆる治療が奏効しない場合は, 人工肛門の造設も治療の一環として考えることができる. 回腸あるいは結腸の人工肛門を造設するが, 術後においても旧肛門部から粘液の漏出を認めることもある.

SNS(sacral nerve stimulation): 埋め込み可能な仙骨刺激装置を用いて便失禁の症状を軽減する方法である. 現在, 本邦では使用できな

いが，今までの海外での報告では，その効果はある程度確立されてきている．装置そのものを埋め込む前に各患者において効果があるかどうかを一時的に仙骨を刺激することにより明確に判定できることもあり，経済的にも利点があるとされている[20]．将来的に本邦においても使用可能になれば患者にとって福音となるかもしれない．

文献

1) Keighley MRB : Constipation. Keighley MRB, Willams NS (eds) : Surgery of the Anus Rectum & Colon, 1999 : 701-755, WB Saunders, London
2) Chey WD, Houghton LA, Mearin F, et al : Functional Bowel Disorders. Drossman DA (ed) : Rome Ⅲ The Functional Gastrointestinal Disorders. 2006 : 487-555, Degnon Associates, McLean, Virginia
3) Lawson M, Keru F, Everson GT : Gastorinteitinal transit time in human pregnancy : prolongation in the second and third trimesters followed by postpartum normalization. Gut 1985 ; 89 : 996-999
4) Howard ER : Muscle innervations of the gut : structure and pathology. J R Soc Med 1984 ; 77 : 905
5) Lennard-Jones JE : Pathophysiology of constipation. Br J Surg 1985 ; 72 : S7-S13
6) Battle WM, Snape WJ Jr, Alavi A, et al : Colonic dysfunction in diabetes mellitus. Gastoroenterology 1980 ; 79 : 1217-1221
7) Grotz RL, Pemberton JH, Levin KE, et al : Rectal wall contractility in healthy subjects and in patients with chronic severe constipation. Ann Surg 1993 ; 218 : 761-768
8) Arhan P, Devroede G, Jehannin B, et al : Segmental colonic transit time. Dis Colon Rectum 1981 ; 24 : 625-629
9) Hinton JM, Lennard-Jones JE, Young AC : A new method for studying gut transit times using radioopaque markers. Gut 1969 ; 10 : 842-847
10) Kawimbe BM, Papachrysostomou M, Binnie NR, et al : Outlet obstruction (anisumus) managed by biofeedback. Gut 1991 ; 32 : 1175-1179
11) Gilliland R, Heymen S, Altomare DF, et al : Outcome and predictors of success of biofeedback for constipation. Br J Surg 1997 ; 84 : 1123-1126
12) Yoshioka K, Keighley MRB : Anorectal myectomy for outlet obstruction. Br J Surg 1987 ; 74 : 373-376
13) Pinho M, Yoshioka K, Keighley MRB, et al : Long term results of anorectal myectomy for chronic constipation. Br J Surg 1989 ; 76 : 1163-1164
14) Pikarsky AJ, Singh JJ, Weiss EG, et al : Long-term follow-up of patients undergoing colectomy for colonic inertia. Dis Colon Rectum 2001 ; 44 : 179-183
15) Feng Y, Janjiang L : Functional outcomes of two types of subtotal colectomy for slow-transit constipation : ileosigmoidal anastomosis and cecorectal anastomosis. Am J Surg 2008 ; 195 : 73-77
16) Motson RW : Sphincter injuries : indications for, and results of sphincter repair. Br J Surg 1985 ; 72 (Suppl) : 19-21
17) Keighley MRB : Postanal repair for faecal incontinence. J R Soc Med 1984 ; 77 : 285-288
18) Yoshioka K, Keighley MRB : Critical assessment of the quality of continence after postanal repair for faecal incontinence. Br J Surg 1989 ; 76 : 1054-1057
19) Wexner SD, Baeten C, Bailey R, et al : Long-term efficacy of dynamic graciloplasty for fecal incontinence. Dis Colon Rectum 2002 ; 45 : 809-818
20) Hetzer FH, Bieler A, Hahnloser D, et al : Outcome and cost analysis of sacral nerve stimulation for faecal incontinence. Br J Surg 2006 ; 93 : 1411-1417

〔吉岡和彦，中根恭司，權　雅憲〕

4 大腸機能性疾患

3. 直腸瘤

> **❀内科医にひとこと**
> 　便秘（排便困難が主）や残便感などの症状を呈する患者では，直腸前壁を膣側に向かって肛門指診すると直腸瘤の有無を確認できる．多くは保存的治療で改善するが，改善の程度によっては機能専門の大腸外科医に相談する．

I　病　態

1．定　義

　直腸瘤（rectocele）は，直腸膣中隔の脆弱化により直腸前壁が膣後壁方向へ突出した形態学的異常の状態で，しばしば排便障害の症状を呈し直腸膣壁弛緩症とも称されている[1]．

2．病態および病因

　直腸瘤の病態に関しては直腸膣中隔（図Ⅳ-18）のtear（裂傷）であるとの説もある．いずれにしても，直腸前壁もしくは膣後壁部の脆弱があり，この部の支持が十分でないのが病態であり，そのためにとくに排便時に同部の支持不足が原因で排便困難や便秘などの排便障害の症状を呈する．

　病因としては，加齢や排便障害，不良な排便習慣，出産，閉経後のエストロゲンの低下などによる骨盤底・会陰部組織の脆弱や婦人科・泌尿器科手術が報告されている[2]．

　近年は，直腸瘤は骨盤底臓器脱（図Ⅳ-19）の一つとも考えられている[3)4]．

3．直腸肛門内圧検査における病態

　直腸肛門部の肛門括約筋機能や直腸の知覚機能を測定する直腸肛門内圧検査では，直腸瘤患

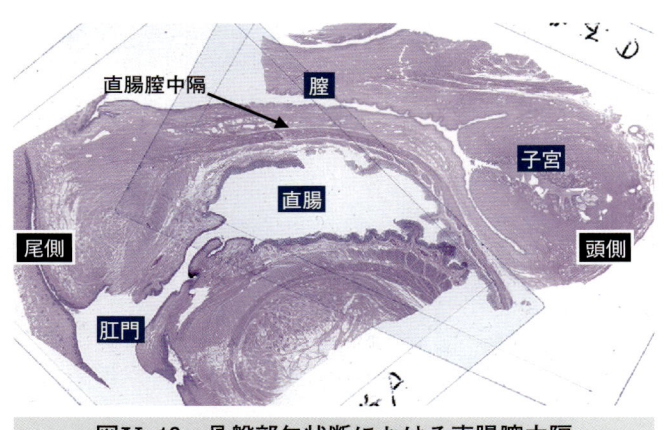

図Ⅳ-18　骨盤部矢状断における直腸膣中隔

Point ≪病態と症状≫

- 直腸瘤(rectocele)とは，直腸膣中隔の脆弱化により直腸前壁が膣後壁方向へ突出した形態学的異常の状態を指す．
- 直腸瘤があるだけで症状が出現するわけではなく，むしろ多くの直腸瘤患者は無症状である．
- 直腸瘤の症状としては，残便感，便秘，排便困難や会陰部重圧感，会陰部痛，膣腫瘤，排便時に膣後壁を押しながら排便する用手介助排便(digitation)などの種々の排便障害がある．
- 直腸瘤患者には，腸管瘤や膀胱瘤，子宮脱などの合併が62.5%の症例にみられる．

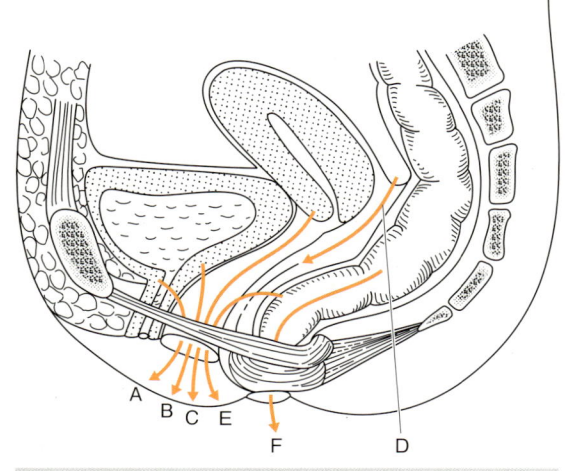

図IV-19 骨盤底臓器脱のシェーマ

A：尿道過可動(尿道脱)，B：膀胱瘤，C：子宮脱・膣断端脱，D：小腸瘤・S状結腸瘤，E：直腸瘤，F：直腸脱〔前田耕太郎，他：骨盤底臓器脱の診断と治療．外科治療 2008；99：194-198[3)]〕

者はこれらを検討する指標で対照群と比較して差がなかったとの報告がある．われわれの検討では，対照群に比し外肛門括約筋機能を評価する最大随意収縮圧の低下と，バルーンを肛門より挿入し空気を注射器で注入して最初に便意を感じる最小便意発現量および我慢できるぎりぎりの量である最大耐容量の増加が認められた[5)]．これらは直腸瘤があるために直腸部の容量の増加や知覚の低下がみられ，いきみによる肛門括約筋への負担があった結果と考えられる．

II 症　状

1．好発年齢，性別

20〜80歳代のどの年齢にも発症するが，40〜60歳代に好発する[1)2)6)〜8)]．直腸膣中隔は女性に特有のものであるが，直腸瘤は男性にも存在するとの報告もある[7)]．

2．症　状

直腸瘤があるだけで症状が出現するわけではなく，むしろ多くの直腸瘤患者は無症状である．Shorvon らは，無症状の女性患者の81%が直腸瘤を有していると報告し[9)]，Block は直腸瘤を有する患者の25%が有症状であると報告している[10)]．症状としては，残便感，便秘，排便困難や会陰部重圧感，会陰部痛，膣腫瘤，排便時に膣後壁を押しながら排便する用手介助排便(digitation)などの種々の排便障害を呈する[1)2)6)〜8)]．

3．便・尿失禁の合併

前述の病態とも関連して，直腸瘤患者では高頻度に便失禁が報告されている[5)]．また尿失禁も丁寧に聴取すると少なからず認められる[5)]．

4．骨盤底臓器脱や機能性疾患の合併

直腸瘤のある患者は，いきみ時に骨盤底が伸展弛緩する骨盤下垂を伴うことが多い．直腸内で直腸が重積し，肛門よりの直腸の脱出のない直腸重積の合併も，30%程度の症例で報告されている[2)]．子宮・膣・膀胱脱や腸管瘤(entero-

> **Point ≪診　断≫**
> - 問診の際は，出産歴や手術歴，とくに婦人科・泌尿器科手術の手術歴を聴取しておく．
> - 肛門指診にて，膣後壁側に向かって指をフックするようにすると，直腸瘤があれば直腸膣中隔が弛緩して指が膣側に突出する．
> - 排便造影検査では，直腸瘤患者ではいきみ時に直腸前方に突出する直腸瘤がみられる．
> - 膣壁に造影剤を塗布して造影することで，腸管瘤などの可能性が検索可能である．

表Ⅳ-4　直腸瘤と他の骨盤底臓器脱の合併

合併疾患 （重複あり）	直腸瘤 （n＝8）
腸管瘤	4
直腸重積	0
直腸瘤	0
膀胱瘤	1
子宮脱	1
膣脱	0
合計	5（62.5％）

〔Okamoto N, et al：J Gastroenterol 2006；41：802-806[5]）より引用〕

cele）の合併や直腸肛門部の機能性疾患で排便時に奇異性に直腸肛門部が収縮する奇異性恥骨直腸筋症候群などの合併も報告されている[11)～13)]．

直腸瘤患者に対する3D-CTを用いた検査では，腸管瘤や膀胱瘤，子宮脱などの合併が62.5％の症例にみられており（**表Ⅳ-4**）[5)]，前述のごとく直腸瘤は骨盤支持組織の脆弱化の一つの病態とも考えられる．そのため，診断や治療に際しては，これらの骨盤底臓器脱の合併の可能性を十分考慮する必要がある．

5．直腸肛門疾患の合併

直腸瘤患者では，粘膜脱や痔核，裂肛などの肛門疾患の合併が高頻度に報告されている[1)6)]．さらに炎症性腸疾患の合併や大腸ポリープの合併も報告されている[1)6)]．これらの直腸肛門部の合併疾患は，外科治療が必要な際の術式選択にも関連することもあるので，丁寧に診察する

必要がある．

Ⅲ　診　断

1．問　診

便の性状や排便習慣などの排便に関する状態を問診する．また患者は夕方や長時間の立位後の会陰部重圧感を訴えることもあるので，症状の出方や状況を丁寧に問診する．出産歴や手術歴，とくに婦人科・泌尿器科手術の手術歴を聴取しておく．

併存する可能性のある便やガス，尿失禁の有無も問診する．失禁の症状があった場合には，便性状（ガス，軟便，硬便）ごとに失禁の頻度（毎日か，週単位か月単位か）や程度，パッド使用の有無，社会生活の制限の有無など失禁の程度の評価も行う．

排便障害を有する患者は，しばしば心身症的な傾向を有することが多いので，問診ではこのことに留意し実際の症状が直腸瘤に起因するのがどうかの判断をすることは重要である．

2．視診，肛門・膣指診

会陰部の視診で膣側からの直腸瘤の脱出の程度を観察する（**図Ⅳ-20**）．臓器脱はいきみ時のみ出現することがむしろ多いので，通常の状態と同時にいきみ時の脱出の程度の評価も重要である．膀胱脱や直腸脱，そのほかの臓器脱の状態もいきみ時に観察する．痔核などの併存する肛門疾患の有無も評価する．

肛門指診では，まず直腸癌などの器質的疾患の除外と同時に肛門括約筋機能の状態の評価を

行う．次に膣後壁側に向かって指をフックするようにして診察する．直腸瘤があれば直腸膣中隔が弛緩して指が膣側に突出する．直腸瘤の程度の評価と同時に，直腸膣中隔の脆弱がどの部にあるかも評価する．

肛門指診では，同時に膣の双指診もいきんだ状態で行い，膣と直腸との間に腸管瘤などが触れないかも確認しておく．腸管瘤がある場合には，双指診で通常診察でみられなかった厚みが直腸膣中隔に出現してくる．これらは子宮摘出後の患者などでみられることが多い．

3．造影検査

排便造影検査：直腸内に擬似便（米ぬかなどとペースト状にしたバリウムを混合して約100～200 ml）を注入して，安静時（**図Ⅳ-21**），肛門収縮時，いきみ時に直腸肛門部の変化を側面から撮影して診断する方法であるが[3]，直腸瘤患者ではいきみ時に直腸前方に突出する直腸瘤がみられる（**図Ⅳ-22**）．直腸瘤の大きさの程度は，直腸正中部から膣側への突出の長さで評価する（図Ⅳ-5）．排便造影検査では，併存する直腸重積の有無もチェックしておく．

注腸造影検査：排便障害の原因となる器質的疾患の除外に重要な検査である．内視鏡検査で

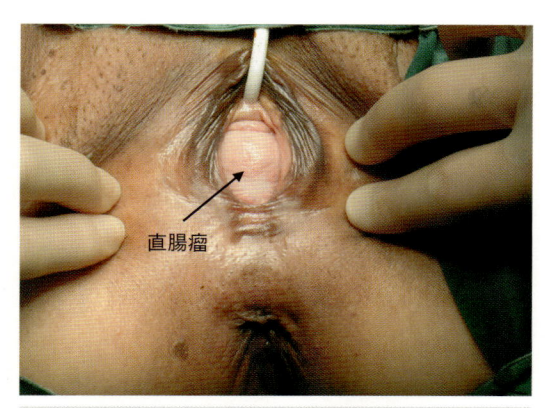

図Ⅳ-20 直腸瘤の視診所見
● 直腸瘤により膣後壁が膣腔内を占めている．

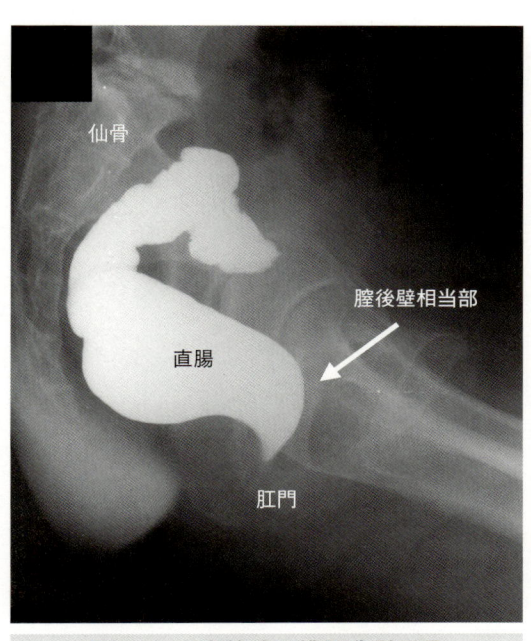

図Ⅳ-21 安静時の排便造影所見
● 膣後壁相当部への直腸前壁の突出はみられない．

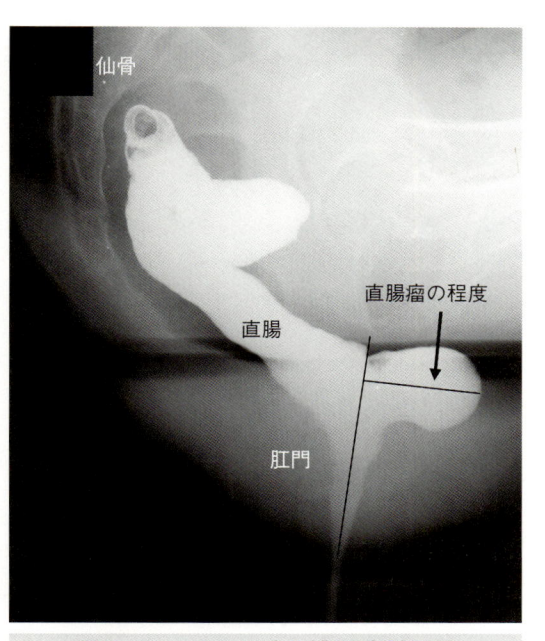

図Ⅳ-22 いきみ時の排便造影所見
● 膣後壁相当部への直腸前壁の突出（直腸瘤）がみられる．肛門内より引いた直腸正中部からの突出の長さで程度を評価する．

Point ≪治 療≫

- 治療の対象となるのは，前述した直腸瘤と関連する症状を有する症例である．
- 直腸瘤の治療の第一選択は保存的治療である．
- 手術の適応とされているのは，おもに排便造影で3cm以上の直腸瘤や排便後に瘤内に便の残存がみられる直腸瘤である．
- 外科的治療では，経肛門的治療と経腟的治療，経会陰的治療が行われている．

これは代用してもよいが，注腸造影検査では，腸管のたるみや仙骨前面への固定の状態なども評価可能である．

他の造影検査と排便造影検査との併用：腟壁に造影剤を塗布して造影することで，腸管瘤などの可能性が検索可能である．腸管瘤が合併している場合には，直腸瘤と腟壁の間にスペースができるので腸管瘤を疑う．経口的に造影剤を服用して小腸造影を併用することで，さらに腸管瘤などの併存の診断が確実となる．腹腔内に造影剤を注入して腹膜を造影する腹膜造影（peritoneography）も報告されているが，侵襲的な方法であるためほとんど行われていない[3]．

4．MRI，CT検査

直腸肛門部の冠状断や矢状断で直腸瘤の診断とともに並存するほかの骨盤底臓器脱（図Ⅳ-2）の診断が可能である．これらはいきんだ状態での撮影がより有効である．近年ではマルチスライスCTやdynamic MRIを用いて3次元の画像や排便時の動的画像の描出も可能となっている[3)5]．

5．機能的検査

前述した直腸肛門内圧検査で肛門括約筋機能や直腸の知覚，直腸肛門反射を評価する．また泌尿器科的異常を有する患者ではurodynamic studyで排尿機能検査も行う．これらの検査はどこでも行える検査ではないが，治療前後の機能の評価や付加的な治療の必要性を診断するのに有用である．

Ⅳ 治 療

1．直腸瘤の治療に対する留意点

直腸瘤は"直腸腟中隔"が脆弱化した状態であり，前述したごとく直腸瘤が存在するだけで必ずしも有症状となるわけではない．また直腸瘤の大きさと症状とは必ずしも相関しない[14]．治療の対象となるのは，前述した直腸瘤と関連する症状を有する症例である．

2．直腸瘤の保存的治療

直腸瘤の治療の第一選択は保存的治療である．直腸瘤が原因で排便障害などの症状を呈していると診断した場合には，まず排便習慣の改善や緩下剤，食物繊維の投与などの保存的治療を試みる．バイオフィードバック療法により，直腸瘤の排便障害が改善することがある[15]．本治療は外科的治療の前に考慮してみる治療法である．これらの治療で改善しない場合には外科的治療を考慮する．

3．直腸瘤の外科的治療

1）手術適応

手術適応によって，外科的治療成績が左右される可能性があるので，慎重に適応を決定する必要がある．治療の対象となるのは，直腸瘤が原因と考えられる前述のような症状を呈する"有症状の"直腸瘤であるが，同じ排便困難であって直腸瘤を有していても，奇異性恥骨直腸筋収縮があるような例では，外科的治療を行っても改善は期待できない．現在手術の適応とされているのは，おもに排便造影で3cm以上の

直腸瘤や排便後に瘤内に便の残存がみられる直腸瘤である．また用手介助排便(digitation)を行っている患者はよい手術適応と考えられる．

2) 外科的治療

外科的治療では，経肛門的治療と経腟的治療，経会陰的治療が行われている．

経肛門的治療：経肛門的治療には大きく分けて，直腸壁を縫縮する手術と切除する術式が行われている．縫縮する手術としては，Block法(Block obliterative suture)とSarles法が代表的である．切除術式はおもにPPH(procedure for prolapse and hemorrhoids)を使用した方法が用いられているが，大きな直腸瘤には適応とは考えにくい．

経腟的，経会陰的治療：経腟的に腟壁を縫縮する術式も報告されているが，transvaginal anterior levatorplasty with posterior colporraphy(図Ⅳ-23～26)[16]がおもに行われている．この術式では，経腟的に余剰な腟壁の切除縫合と同時に肛門挙筋の縫縮を行う．

近年では，経腟的にGYNEMESH(nonabsorbable praline, soft mesh)などのメッシュを直腸腟中隔に置き，直腸腟中隔の補強をする治療法も試みられている．

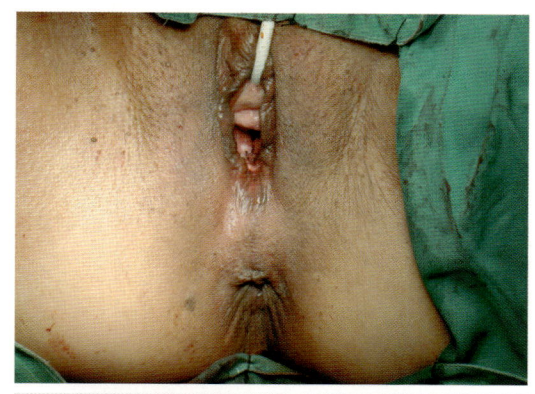

図Ⅳ-23　直腸瘤患者の術後所見
● 図Ⅳ-20と同一患者のtransvaginal anterior levatorplasty施行後の所見．直腸瘤は消失している．

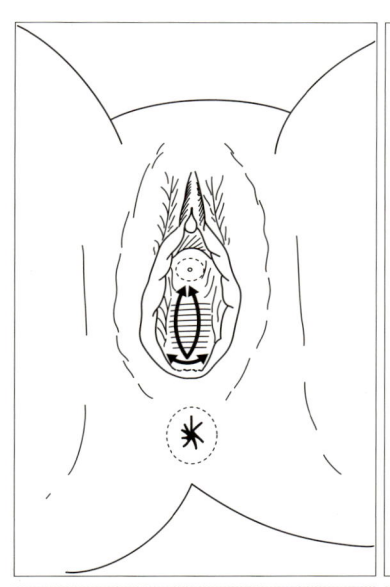

図Ⅳ-24　Transvaginal anterior levatorplasty (1)
● 腟後壁を矢印のごとく切開する．

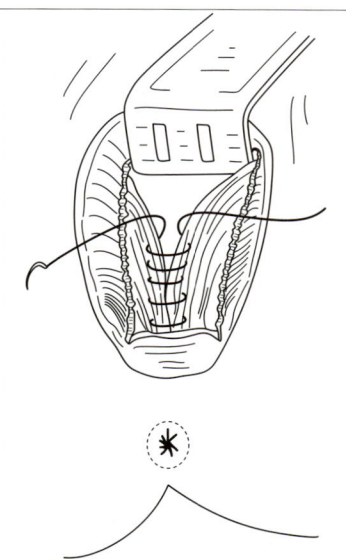

図Ⅳ-25　Transvaginal anterior levatorplasty (2)
● 腟壁と直腸壁の間を剥離後に，剥離部に両側の恥骨直腸筋および肛門挙筋を牽引縫合して直腸腟中隔を補強する．

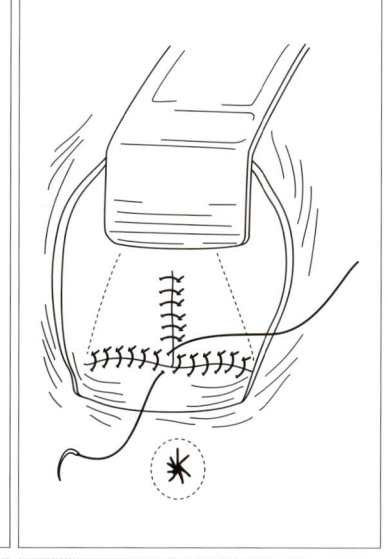

図Ⅳ-26　Transvaginal anterior levatorplasty (3)
● 余剰な腟壁を切除後，腟壁を縫合して手術を終了する．

また，経会陰的に anterior levatorplasty や
メッシュを使用する術式も行われている．

おわりに

便秘として受診する患者のなかには，排便困難が主症状であることがある．このような場合には直腸瘤も念頭において診察を行うことが重要である．

文献

1) 高野正博, 藤好建史, 高木幸一, 他：Rectocele（直腸腟壁弛緩症）39例の分析. 日本大腸肛門病会誌 1988；41：796-802
2) 富田涼一, 五十嵐誠悟, 荻原紀嗣, 他：Rectocele の診断とその臨床的特徴について. 日本外科系連合学会誌 1998；51：101-108
3) 前田耕太郎, 花井恒一, 佐藤美信, 他：骨盤底臓器脱の診断と治療. 外科治療 2008；99：194-198
4) 永田一郎：骨盤底の解剖②各臓器の位置関係を中心に. 武田佳彦 編：産婦人科手術のための解剖学. 1999；120, メジカルビュー社, 東京
5) Okamoto N, Maeda K, Kato R, et al：Dynamic pelvic three-dimensional computed tomography for investigation of pelvic abnormalities in patients with rectocele and rectal prolapse. J Gastroenterol 2006；41：802-806
6) 東 光邦, 隅越幸男, 岩垂純一, 他：Rectocele の診断とその治療. 日本大腸肛門病会誌 1990；43：1094-1097
7) 吉岡和彦, 今田世紀, 中野雅貴, 他：男性における rectocele の生理学的および解剖学的検討. 日本大腸肛門病会誌 1994；47：43-47
8) 前田耕太郎, 丸田守人, 花井恒一, 他：排便機能からみた Rectocele の外科的治療法. 日本大腸肛門病会誌 2007；53：979-983
9) Shorvon PJ, McHugh S, Diamant NE, et al：Defecography in normal volunteers：results and implications. Gut 1989；30：1737-1749
10) Block IR：Transrectal repair of rectocele using obliterative suture. Dis Colon Rectum 1986；29：707-711
11) 前田耕太郎, 丸田守人, 花井恒一, 他：腟・子宮・膀胱脱に rectocele, peritoneocele および肛門括約筋不全をともなった症例に対する治療経験. 日本大腸肛門病会誌 2004；57：81-83
12) 岡本規博, 前田耕太郎, 花井恒一, 他：CT-defecography によって診断可能となった rectocele を合併した enterocele の3例. 日本大腸肛門病会誌 2003；56：406-411
13) 辻仲康伸, 辻仲真伸, 浜畑幸弘, 他：直腸瘤の治療. 外科治療 2007；96：161-166
14) 吉岡和彦, 早田和訓, 松井陽一, 他：Rectocele の生理学的および解剖学的検討. 日本大腸肛門病会誌 1991；44：1025-1029
15) Mimura T, Amanda JR, Storrie JB, et al：Treatment of impaired defecation associated with rectocele by behavioral retraining. Dis Colon Rectum 2000；43：1267-1272
16) Maeda K, Maruta M, Hanai Y, et al：Transvaginal anterior levatorplasty with posterior colporrhaphy for symptomatic rectocele. Tech Coloproctol 2003；7：181-185

〔前田耕太郎, 花井恒一, 小出欣和〕

5 人工肛門造設の適応と管理

> ❀ 内科医にひとこと
>
> 　人工肛門と聞くだけで，内科とは関係がないと思う先生が多いかもしれない．大学病院や総合病院では，消化器外科医やWOC看護認定看護師に任せることができるが，個人病院の内科医や開業医では，任せてしまうことができないことも多い．そのため患者に負けないくらいの知識は身につけておく必要がある．本項では人工肛門の基本的知識について概説した．

I 人工肛門とは

　人工肛門とは，「手術によって造られた新しい排泄口」のことで，ストーマという名称がよく使われる．消化管ストーマと尿路ストーマがあるが，本稿ではおもに消化管ストーマについて述べる．ストーマからは便が排出されるが，肛門のような括約筋がないために，自分の意思で便意をコントロールすることはできない．したがって，便を受け取る袋が必要となる．これがパウチと呼ばれるもので，パウチを人工肛門周囲に貼り付けなければならない．この貼り付ける装置(面板)にも多くの種類があり，人工肛門と周囲の皮膚の状態に合わせて選択しなければならない．

II 人工肛門の分類

　ストーマの種類は表V-1に示したように，ストーマの使用期間による分類，造設臓器による分類，ストーマ孔の数による分類によって分けられる．図V-1にストーマ孔の数による分類を図示した．コンチネンスストーマとインコンチネンスストーマという分類もあるが，現在のストーマはほぼ全症例がインコンチネンスストーマであるため，表V-1では省略した．

III 人工肛門の適応疾患と障害者認定

1．永久的ストーマと一時的ストーマ

　永久的ストーマの造設理由としては，直腸癌のために直腸切断術を行った症例がもっとも多いが，術式と術前の放射線化学療法の進歩により，低位の直腸癌であっても括約筋温存手術が可能になってきている．予後も変わらないために，直腸切断術が必要となる直腸癌患者は減少している[1)2)]．直腸癌における括約筋温存手術の割合は施設により差があるものの，内肛門括約筋や外肛門括約筋の部分切除など積極的に括約筋温存手術を行っている施設での直腸癌症例の永久人工肛門造設率は5％程度との報告もある[3)4)]．

> **Point ≪障害者認定≫**
> ● 永久的ストーマを造設した症例では，ストーマのタイプにかかわらずすぐに申請ができ，4級以上の障害認定を受けることができる．

表V-1 消化管ストーマの分類

期間による分類	永久的ストーマ 一時的ストーマ
造設臓器による分類	小腸ストーマ 結腸（大腸）ストーマ
ストーマ孔の数による分類	単孔式ストーマ 双孔式ストーマ ── ループ型 　　　　　　　　　├─ 二連銃型 　　　　　　　　　└─ 完全分離型

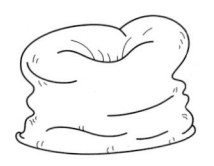

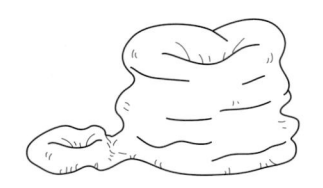

単孔式ストーマ　　　　ループ型双孔式ストーマ

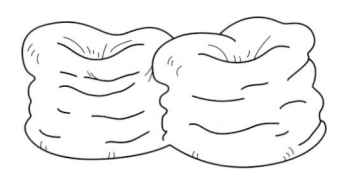

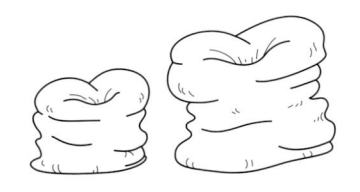

二連銃型双孔式ストーマ　　　　完全分離型双孔式ストーマ

図V-1 消化管ストーマの分類
● ストーマ孔の数による分類を図示した．

直腸切断術は行っていないものの，実質的に永久的ストーマ（閉鎖術が困難な症例）である病態の代表としてクローン病が挙げられる．クローン病の直腸肛門病変が悪化した症例で，ストーマ造設術を行った70症例の予後を検討すると，ストーマ閉鎖術を行い，2年以上ストーマを再造設することなしに生活することができた症例は，わずか2症例（3％）であったことをわれわれはすでに報告している[5]．

一時的ストーマの適応としては，前述した超低位の直腸癌や潰瘍性大腸炎の回腸囊肛門吻合術後に，吻合部が治癒するまで造設するストーマが代表的である．そのほかの病態としては，消化管穿孔や腹腔内膿瘍を合併していたために，吻合腸管の状態が悪く，分割手術を選択した場合や，術後の縫合不全のために造設したス

> **Point ≪人工肛門造設法≫**
> - 一時的なストーマ造設予定の患者であっても，術前にストーママーキングが必要である．
> - 小腸のストーマでは，ストーマの高さが3cm程度となるように，腹壁外に導く腸管の長さを長めにとり，十分な高さが得られるように造設する．
> - atraumaticな針を用い，ストーマ周囲に針穴の瘢痕が残らないようにするため，腸管は真皮に縫合する（針穴は皮膚に出さない）．

トーマが挙げられる．これらのストーマは全身状態の改善や縫合不全の治癒を確認後，閉鎖術を行うのが一般的である．

2．身体障害者認定制度

障害者認定は原則的に永久的ストーマの症例にのみ適応される．ただ前述したように，直腸切断術を行っていなくても，ストーマ閉鎖の可能性がきわめて低い症例に対しても適応となる．身体障害者認定（膀胱・直腸障害）の認定基準は平成15年に改定され，永久的ストーマを造設した症例では，ストーマのタイプにかかわらずすぐに申請ができ，4級以上の障害認定を受けることができる．

ただ，身体障害者診断書は，障害者判定の資格をもつ医師（身体障害者福祉法15条指定医）でなければ作成することはできない．

Ⅳ 人工肛門造設法

1．ストーママーキング

ストーマが適切な部位に造設されなければ，装具からの便の漏れや，ストーマ周囲の皮膚障害のために患者に不利益をもたらせてしまう．

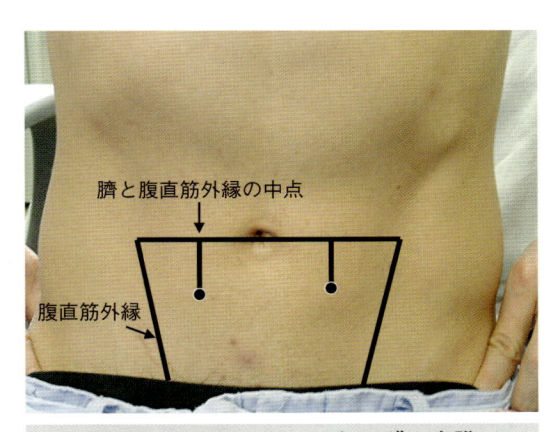

表Ⅴ-2　ストーママーキングの基準

1. 臍より低い位置
2. 腹部脂肪層の頂点
3. 腹直筋を貫く位置
4. 皮膚のくぼみ，しわ，瘢痕，前上腸骨棘から離れた位置
5. 本人が見ることができ，セルフケアしやすい位置

そのため，一時的なストーマ造設予定の患者であっても，術前にストーママーキングが必要である．一般的なストーママーキングの基準を表Ⅴ-2に，実際のストーママーキングを図Ⅴ-2に示した．

2．実際の造設方法

1）皮膚切開

皮膚切開は術前マーキングしていた部位が円の中心となるように，メスを用いて鋭的に行う．皮下脂肪織は必要以上に摘除しない．腹直筋を貫く大きさは小腸のストーマでは2横指程度，結腸のストーマでは3横指程度としている．これが小さすぎると，ストーマの出口付近の排泄障害が原因のイレウスとなり，反対に大きすぎ

図Ⅴ-2　ストーママーキングの実際

- 基準となるマーキングの部位は回腸人工肛門（右下腹部）の場合は臍と腹直筋外縁までの中点から，中点までと同じ距離を下に降ろした点である．S状結腸ストーマの場合はその対称となる左下腹部の点となる．さらに表Ⅴ-2に示した条件を満たすように微調整が必要となる．

> **Point ≪人工肛門造設後の管理≫**
> ● 腹圧がかかる腹筋運動などは傍ストーマヘルニア防止の観点から控えたほうがよい.

ると傍ストーマヘルニアの原因となるため注意が必要である.

2) ストーマの高さ

ストーマの出来上がりの高さと排泄口の向きは,術後のストーマ管理の難易度を決定する重要な要因となる.とくに,排泄物が水様で排泄量も多い小腸のストーマでは,ストーマの高さが3cm程度となるように,腹壁外に導く腸管の長さを長めにとり,十分な高さが得られるように造設する.また,排泄口の向きが,ストーマ装具を固定する面板と皮膚の接合部に向いていると,漏れやすい原因となるため,排泄口の向きも考慮しなければならない.結腸のストーマでも,1~2cm程度の突出したストーマとなるように,ストーマ造設予定の腸管周囲は十分に遊離しておく.

3) 皮膚と腸管の縫合

腸管や皮膚の侵襲をできるだけ少なくするため,atraumaticな針を用い,ストーマ周囲に針穴の瘢痕が残らないようにするため,腸管は真皮に縫合する(針穴は皮膚に出さない).吸収糸を用いるが,術後1週間程度で抜糸する.

V 人工肛門造設後の管理と指導

ストーマを造設する患者,とくに永久的ストーマ造設患者は造設前には精神的にダメージを受ける.そのため,造設後の日常生活について多くの疑問点を質問してくる.よくある質問を以下にまとめた.

1. 社会生活

1) 会社や学校にどのように報告しておけばよいでしょうか?

直腸癌で永久的ストーマを造設したり,治療中に一時的ストーマを造設した患者は中高年者である場合が多く,とくに会社などに詳細を報告する必要はない.ただ,あまり重たい物を持たなければならないような重労働を行っていた患者の場合は,傍ストーマヘルニアの危険性があるため,上司と仕事内容の再検討が必要となる.

炎症性腸疾患,とくにクローン病のためにストーマを造設した場合,ストーマのことだけでなく,クローン病で加療中であることは,担任の先生,会社の上司や職場の健康管理医には報告しておいたほうがよいと思われる.急激な病状の変化で,入院が必要になったりすることがあるためである.ただ,ストーマを付けていても学業や仕事量には影響は与えないが,前述したように重労働は見直したほうがよい.

2) 入浴はできますか?

「ストーマがあるから浴槽に入れない」と思っている患者は結構多い.しかし,ストーマがあるからといって入浴を制限する必要はない.ストーマ装具を付けたまま入浴は可能であるし,シャワーを使用することもできる.ストーマから水が入ることもなく,お湯に浸かっても装具が剥がれてしまうこともない.ただ,入浴前には必ず便を捨てておくように指導している.入浴後は必ずストーマ装具についている水気をふきとることが大切である.また,自宅での入浴の場合は,装具をはずして入浴することも可能である.小腸ストーマで,便が出てしまうのではと心配なときは,食後に時間をおいて,便が十分に出た後の入浴を指導している.装具を交換する日は,できるだけ入浴時に装具をはずし,温かいお湯と石鹸でストーマ周囲をきれいに洗い流すように指導している.

> **Point ＜脱水対策＞**
> ● 感染性腸炎を併発した場合は，小腸ストーマの患者は容易に脱水となるため，疑わしい場合は早めにかかりつけ医を受診し，点滴療法を行うように指導しておく．

2．運　動

　体力の回復に合わせて通常のスポーツを楽しむことができる．散歩から始め，少しずつ運動量を増やしていく．ただ，腹圧がかかる腹筋運動などは傍ストーマヘルニア防止の観点から控えたほうがよい．また，運動開始前には必ず便を捨てておくように指導しているが，これは発汗が多いと面板がふやけて剝がれやすくなるうえに，重量が重くなるとさらにその危険性が増すためである．スポーツ時に限ったことではないが，便漏れに備えて，ストーマケア用品を1セット必ず持っておくことを患者には勧めている．また，運動するときは，お腹の皮膚が伸びたり，ねじりが起こりやすいので，ベルトがある用品を併用したり，テープで補強しておくことも有用である．

　スイミングも同様に行うことができる．うまく装具が隠れるような水着を選び，長時間水に入っていると面板がふやけて漏れやすくなるので，長時間の入水は避けるように指導している．

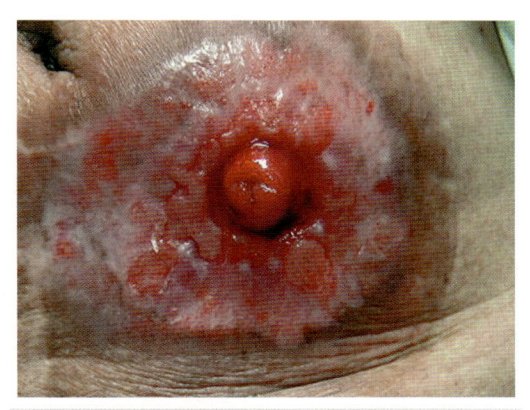

図Ⅴ-4　皮膚保護剤によるアレルギー性皮膚障害

● 皮膚保護剤の範囲に皮膚障害がみられる．WOC看護認定看護師と皮膚科医に相談しながら治療が必要である．

図Ⅴ-3　排泄物による接触性皮膚障害

● ストーマと面板との隙間が大きかった場合や，面板がふやけているにもかかわらず，長期間装具の交換を行わなかった場合にみられる合併症．本症例ではストーマ自体が面板に長期間当たっていたために生じた粘膜面の損傷もみられる．

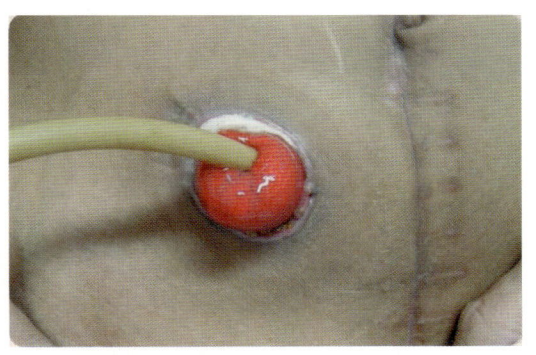

図Ⅴ-5　ストーマの出口近くで生じた排泄障害に対する対処法

● ループ式の回腸ストーマでみられることが多く，バルーンカテーテルをストーマから挿入すると，やや抵抗を感じる部位が存在する．この場所を通過すると便が多量に吸引できる．

3. 脱水対策

　直腸癌術後のS状結腸ストーマの患者では問題となることはほとんどない．小腸ストーマとくに，回腸末端よりも口側でストーマとしている患者では比較的よくみられる症状である．喉の渇き，尿量の減少，足がつりやすくなったなどの訴えをよく聞く．採血結果で脱水の程度を推定し，電解質に異常がないかを調べる．検査結果によっては数日間点滴加療が必要になることもある．小腸ストーマで排泄量が多い場合は止痢剤の投与とともに米飯を中心とした食事指導を行っている．米飯中心の食事により便の性状は軟便状態となる．また，冬季に流行することが多い感染性腸炎を併発した場合は，小腸ストーマの患者は容易に脱水となるため，疑わしい場合は早めにかかりつけ医を受診し，点滴療法を行うように指導しておく．

4. ストーマ外来

　ストーマ造設患者のニーズに対応するため，

表Ⅴ-3　ストーマ造設後の早期合併症

障害部位	種類	原因と症状	対処・治療
ストーマ自体の合併症	壊死	原因：ストーマの血流障害 症状：ストーマの色が暗赤色さらに黒色に変わってくる．	結腸ストーマによくみられる．外科的治療（再造設術）が必要なこともある．多くは術後1～2日目の合併症であるから，担当医や看護師が異常を発見することが多い．また，腹腔内に脱落した場合は緊急手術となる．ストーマ造設時にストーマ周囲の血流を十分考慮することが必要である．
	出血	1）ストーマ造設時の不十分な止血 2）装具がストーマに当たっていたことによる物理的刺激で生じる．	1）圧迫して止血が困難な場合は縫合止血が必要である．縫合止血にはatraumaticな針を用いる． 2）多くは圧迫のみで止血が可能である．装具が原因の場合は装具が当たらないようにする工夫が必要であるので，WOC看護認定看護師にコンサルトする．
	排出障害	ストーマ出口近くでの通過障害が原因であり，イレウスを繰り返すことがある．ループ型の回腸ストーマでよくみられる．	ストーマからバルーンカテーテルを挿入して吸引することにより速やかに症状は軽快する（対処法の実際を図Ⅴ-5に示した）．
	ストーマと皮膚の縫合部の離開	縫合していた部位が離れて排泄物が隙間に入り込むようになる．	担当医，WOC看護認定看護師と相談しながら症例別の治療が必要である．
ストーマ周囲の皮膚障害	接触性皮膚炎	1）排泄物が常時皮膚に接触したため 2）装具のアレルギー反応	1）排泄物が皮膚に付かないように，パウダーやペーストを使用する． 2）アレルギーを起こさない装具に交換することが必要である．
	感染症	真菌感染の場合が多い．	感染症を疑う場合は皮膚科を受診し確定診断をつける．

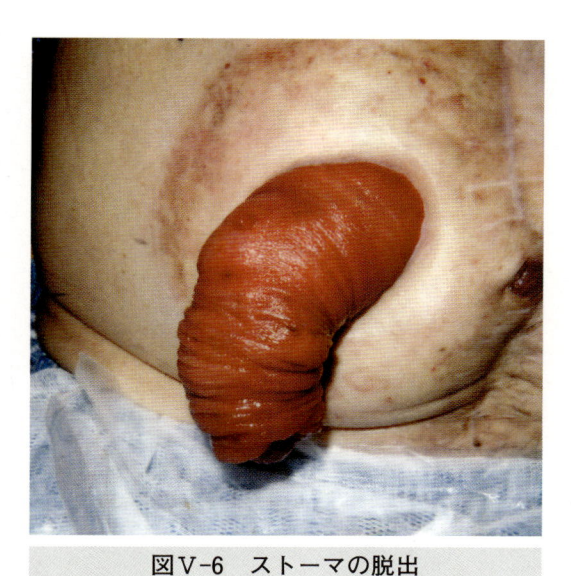

図V-6　ストーマの脱出
●多くは仰臥位になることにより整復できる．ただし，嵌頓した場合は緊急手術が必要となることもある．

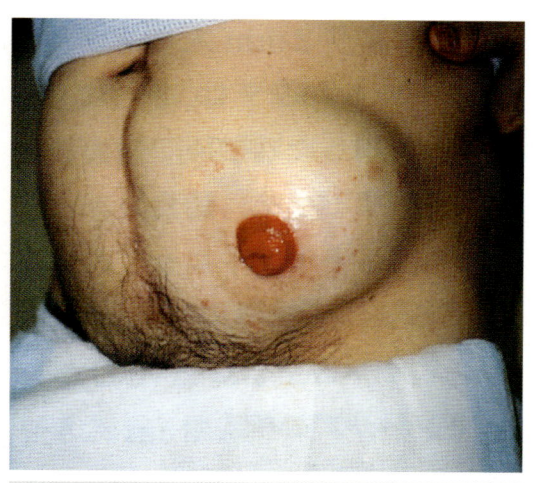

図V-7　傍ストーマヘルニア
●腹圧が高くなると腹直筋を貫いているストーマの腸管の横から別の腸管がヘルニアとして脱出するために生じる合併症．とくにS状結腸のループ型ストーマでよくみられる．ストーマ管理が困難になるほど巨大となった場合は再手術の適応である．

表V-4　ストーマ造設後の晩期合併症

障害部位	種類	原因と症状	対処・治療
ストーマ自体の合併症	脱出	数cm〜10cmくらいストーマ部の腸管が脱出する．	慌てずにまず仰臥位となり，腸管が腹腔内に戻るように押さえる．入らないときは血流障害を生じる可能性があるので，病院に連絡するように指導する．
	狭窄	ストーマの口側の腸管の狭窄が原因であり，クローン病によくみられる合併症である．	バルーンやブジーによる拡張術を行うが不可能な場合は外科的処置が必要である．
	瘻孔	原因は明らかではない．クローン病ではストーマの口側の病変の再燃によることが多い．	ストーマケアに難渋する場合は再造設の適応である．
	傍ストーマヘルニア	腹直筋を貫く部位からの腸管の脱出が原因である．	巨大になりストーマケアが困難になれば手術適応である．
ストーマ周囲の皮膚障害	粘膜移植	人工肛門の周囲に数mm大の盛り上がりができる．人工肛門作製時の運針が原因であることが多い．	これが原因で漏れやすいときは治療が必要であるので，担当医またはWOC看護認定看護師に相談する．
	感染症	早期合併症と同様に真菌感染である場合が多い．	疑う場合は皮膚科にコンサルトする．
	静脈瘤	門脈圧亢進症に合併する場合が多い．	根治は困難であるため，出血しないように愛護的なストーマケアを指導する．

ストーマ外来を開設している病院が増加している．ストーマ外来には日本看護協会が育成し，資格を与えたWOC（創傷・オストミー・失禁）看護認定看護師が勤務している．ストーマでトラブルを生じた患者に相談を受けた場合は，早めにストーマ外来を開設している病院を調べ受診させることが重要である．

VI 人工肛門造設後の合併症

1．早期合併症

ストーマ自体の合併症としては壊死，出血，排出障害，瘻孔，ストーマ周囲の創哆開が挙げられる．また，ストーマ周囲の皮膚の合併症としては，排泄物による接触性皮膚障害（図V-3），皮膚保護剤によるアレルギー性皮膚障害（図V-4），感染症がある．表V-3にストーマ造設後の早期合併症の原因，症状および対処法を示した．また，図V-5にストーマの出口近くで生じた排泄障害の対処法を示した．

2．晩期合併症

ストーマ自体の合併症としては脱出（図V-6），狭窄，瘻孔形成，傍ストーマヘルニア（図V-7）が代表的である．また，ストーマ周囲の皮膚障害としては粘膜移植，感染症および静脈瘤がある．表V-4にストーマ造設後の晩期合併症の原因，症状および対処法を示した．

おわりに

人工肛門の種類，造設法，障害者認定など，内科医が知っておくべき基本的な知識について概説した．患者から人工肛門について相談された場合は消化器外科医やWOC看護認定看護師任せにしないで，ある程度の相談には乗ってあげてほしいものである．

文 献

1) 齋藤典男，杉藤正典，伊藤雅昭，他：超低位直腸癌における肛門括約筋部分温存手術の適応と方法．消化器外科 2007；30：1335-1343
2) 渡邉聡明：直腸癌に対する化学放射線療法—最近の動向．臨床外科 2009；64：295-302
3) 齋藤典男，小野正人，杉藤正典，他：超低位直腸進行癌における究極の肛門機能温存術．手術 2003；57：737-742
4) 白水和雄，緒方 裕，赤木由人：下部直腸・肛門管癌に対する肛門救済手術．外科治療 2006；94：949-956
5) 池内浩基，内野 基，中村光宏，他：人工肛門造設術を行ったクローン病患者の要因と予後の検討．臨床外科 2009；64：361-364

（池内浩基，中埜廣樹，内野 基）

最近の肛門疾患治療の トピックス

Day surgery について

I day surgery 導入の背景

わが国における肛門疾患診療のレベルは高く，その手術技術は根治性や機能温存の面，合併症や疼痛の少なさなど世界的に見ても秀逸なものである．日本の肛門病学の発展は日本大腸肛門病学会の前身であるところの，日本直腸肛門病学会が肛門病を専門とする医師たちを中心にして設立された1940年頃を境に急速な進歩を遂げた．これら肛門科医等の研鑽と努力がこの目覚ましい発展につながってきたといえる．

往時，肛門疾患の治療は外来で行われることがほとんどであった．手技的には肛門の機能や形態の温存，根治性や術後疼痛・出血などの面で十分とはいえない狭い理解での治療が行われていたものもあったと思われる．その後の近代医学導入とともに安全性や機能温存・根治性などの面で飛躍的な進歩を遂げた．さらに周到な術後管理のもとに術後出血や疼痛のコントロールがなされた結果，入院や社会生活への復帰までの治療期間も短縮され，たとえば1970年代までは3〜4週間とされていた入院期間が1990年代には2週間程度，現在では長くても1週間〜10日前後のものがほとんどとなっている．

II day surgery とは

近年，社会的・医療経済的観点と患者サイドからの要望などにより，さまざまな医療分野でday surgeryが注目されている．day surgeryの定義は日帰り手術と，24時間以内の在院手術の両者の意味で解釈されている．肛門疾患の治療におけるday surgeryも，新しい治療手技や機器，薬品などの進歩・発展もあり，現在ではより短期間の治療が行えるようになってきている．しかし肛門疾患におけるday surgeryには多くの問題が残されておりその適応については各施設の自主的な判断において適宜行われているのが現状で明確な基準はない．

肛門科専門病院である私たちの施設では，手術後24〜48時間で通常の日常生活と軽作業程度が可能となる手術治療を日帰り手術の重要な条件の一つと理解している．当然のことながら患者の社会的背景以外にも疾患の種類と程度は症例ごとで異なり，肛門疾患のすべてが日帰りで行えるものでなく，日帰り手術，1泊2日など短期入院，通常入院など，もっとも安全で適切な方法が選択されて治療されるべきである．基本的に周術期における危険回避と安全確保の面から緊急時の24時間受け入れ可能な体制は必要で，病院または有床診療所で行われるか，受け入れの承諾を得ている後方病院をもつことが必須である．

Ⅲ day surgery を行うために

1．患者の背景と健康状態

まず第一に健康状態を含めた患者の背景や環境が満たされていることがあげられる．健康状態に関しては入院手術と同等の評価基準で行い，糖尿病や高血圧症，心疾患，腎疾患，などに対して麻酔や手術侵襲による危険を回避すべく検討し，とくに抗血小板薬，抗凝固薬の服用に関しては肛門疾患手術に対するはっきりとしたガイドラインがないため，もっぱら主治医からの診療情報提供と術者の判断に基づいて行われる．そのほか，緊急時の対応に関して病院におよそ60分以内で到達できることや，一人住まいでなく協力を得られる家族などがあること，排便や安静，食事，服薬などの自己管理が可能であること，年齢などの条件を考慮する．

2．疾患と術式

対象となる疾患と術式は，以下のようなものが考えられる．

痔　核：血栓性外痔核切除術，Ⅲ度の内痔核の1カ所（または2カ所）の痔核結紮切除術，内痔核結紮療法，出血する痔核の硬化治療〔ALTA（aluminium potassium sulfate and tannic acid）による硬化療法は可能であると思われるがまだ十分に検討がされていない〕

裂　肛：側方皮下内括約筋切開術，用手拡張術，見張りいぼおよび肥大乳頭切除，肛門潰瘍形成術

痔瘻・低位筋間膿瘍など：比較的浅部の肛門周囲膿瘍切開排膿，単純な低位筋間痔瘻の開放手術，低位筋間痔瘻の括約筋形成を必要としないもの，単純な痔瘻のseton法

3．麻酔方法

肛門疾患の麻酔方法については全身麻酔，腰椎麻酔，仙骨硬膜外麻酔，局所麻酔，局所麻酔＋セデーションなどがあるが，安全性，覚醒の早さとともに合併症の頭痛，尿閉，局所麻酔施行時の疼痛回避などの点を考慮して選択する．

4．術後合併症

術後合併症は day surgery が比較的単純で併存病変を有しない症例が適応とされるため，通常の手術に比べて少ないとも考えられる．合併症としてはおもに疼痛と出血で，そのほかは排便・排尿困難などである．疼痛は手術当日と術後1日目にもっとも強い傾向があり経口鎮痛薬で対処するが，この方法で鎮痛が難しいものは本来 day surgery の適応から外れるが，術式と術者により疼痛の程度に差が認められる．出血には手術後数時間以内に起きる早期のものと，術後7～10日目くらいの晩期出血があるが，前者は術中の止血操作を確実に行うことと術後1～3時間の院内での安静と経過観察を行って対処する．晩期出血は1％前後の頻度で不可避ともいわれているが，排便のコントロールと過度の腹圧，飲酒などに注意し，何よりも発生した際の対応方法を患者に十分に説明しておくことが重要である．

5．医療者の心がまえ

これらの条件のもとに day surgery は行われるが，術後管理が患者の自己管理に任されるなどの点で必ずしも通常の手術に比べて簡単な技術とはいえない．必要な治療が十分に行われることが重要で，医師の技量不足ゆえの縮小された手術や適切でない術式や過剰な治療が行われることがあってはならない．自信過剰や知識・経験の不足だけでなく，ことさらに新しい機器

の使用やすべての肛門疾患が日帰り手術で可能であるというような誤解を招きかねない喧伝は，不適切な治療による再発や障害で苦しむ患者を生むことになる．肛門科領域の経験を十分に積んで専門的な知識の探求と研究を行っている施設で day surgery は行われるべきである．

Ⅳ　day surgery の今後

day surgery は欧米では積極的な誘導政策のもと予定手術の 60% 以上を占めるといわれ，入院費用の低減や早期社会復帰などのメリットがあるといえる．経験豊かな施設で患者へのインフォームド・コンセントのもとに，適応を厳密に行うことで得られる価値は大である一方，患者の家庭内での負担が大きくなることや患者からの再発や障害に対する不満も少なくはない現状である．

一方，医療側では病床稼働率，手術件数の増加や，通常の痔核手術での費用を算定するとおよそ 1/4 になるなどの利点があるが，習熟した外科医や麻酔科医の常勤体制などを含めた施設の整備が必要である．これらの要件が満たされたうえで術後の経過に責任をもてる医師と施設において行われなければならない．患者，家族への教育・啓蒙，設備投資と職員の養成が必要である．

（松島　誠，長谷川信吾，香取玲美）

6 直腸，肛門疾患の診断アトラス
― 痔核，痔瘻，裂肛を中心に ―

> ❋ 内科医にひとこと
> 肛門疾患の診断は十分な問診をすることで疾患の予測ができ，問診に視診・指診・肛門鏡検査を加えることで正確な診断を下すことができる．しかし，複数の疾患を合併することも多く，さらに直腸癌・大腸癌などの疾患を見逃さないよう診察することが大切である．

■ 痔核

●内痔核（Goligher-Ⅰ）

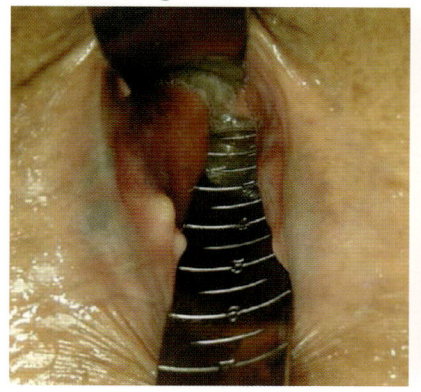

肛門内に隆起した内痔核．基本的に無症状で肛門鏡でのみ診断可能．

●内痔核（Goligher-Ⅱ）

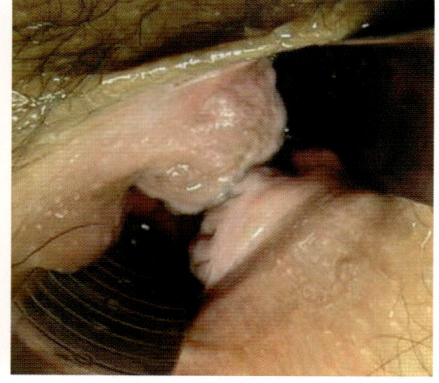

排便時怒責とともに脱出するが自然還納する痔核．出血や違和感を訴えるが，疼痛はない．

●内痔核（Goligher-Ⅲ）

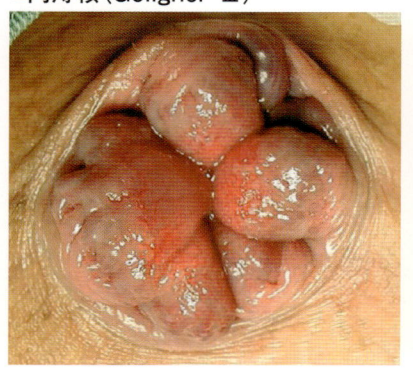

怒責とともに脱出し用指還納を要する痔核．出血しやすくなり，随伴性裂肛を伴ったものでは疼痛が著明である．

●内痔核（Goligher-Ⅳ）

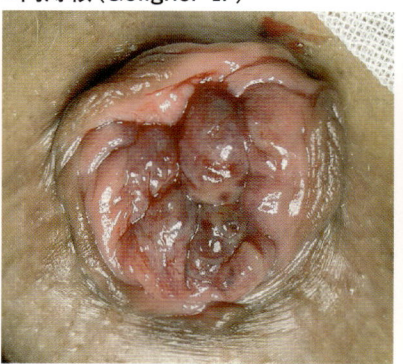

排便時以外にも脱出し，還納が困難な痔核．

●嵌頓痔核

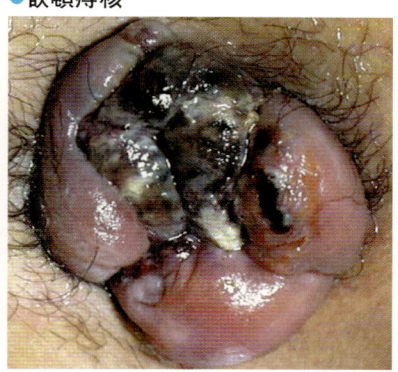

痔核が脱出したまま絞扼状態となり血流障害から壊死状態になった痔核．激しい疼痛を呈する．

■痔　核

●内外痔核

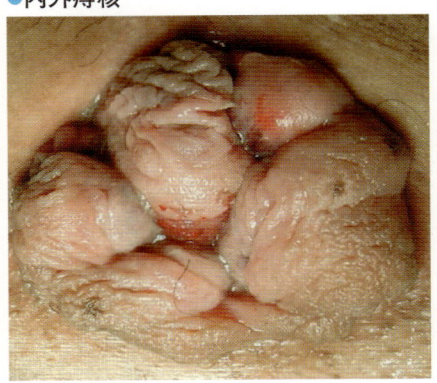

長期間の経過で外痔核成分の発達を伴った痔核．

●血栓性外痔核

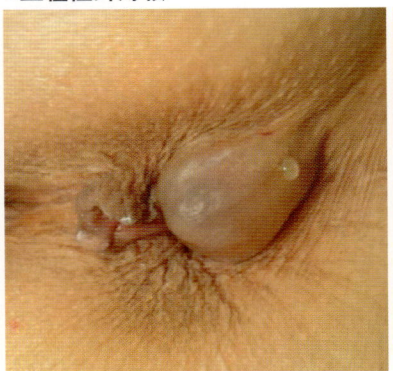

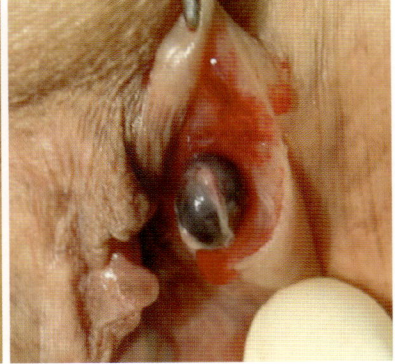

急性発症の腫脹・疼痛を呈する．内部には静脈内の血栓を認める．

■痔核と鑑別すべき良性疾患

●直腸粘膜脱

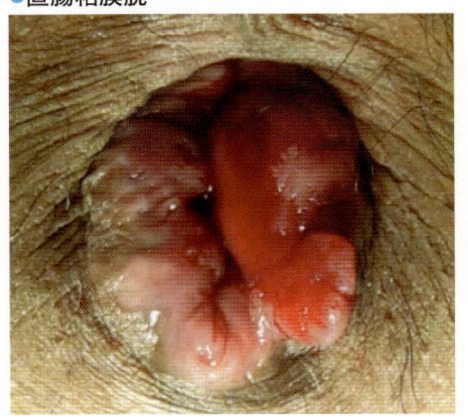

痔核とともに直腸粘膜の弛緩による脱出をきたすもの．

●WHA（Whitehead anus）

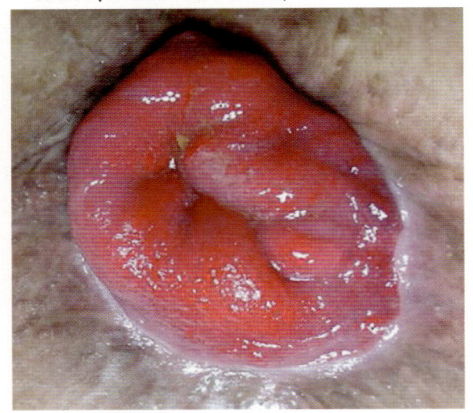

Whitehead手術後の変形により，直腸粘膜が脱出するようになったもの．

●直腸静脈瘤

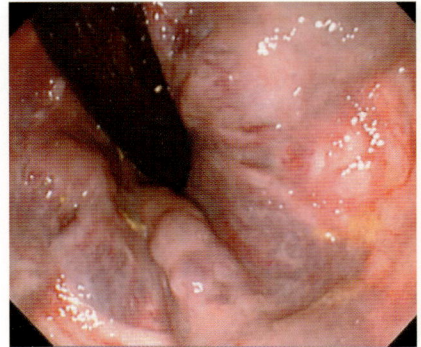

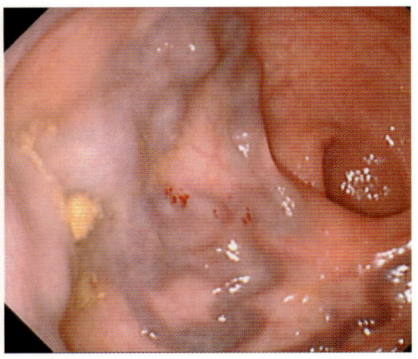

直腸壁に静脈の怒張・蛇行・連珠状変化を認める．

■痔核と鑑別すべき悪性疾患

●肛門部悪性黒色腫

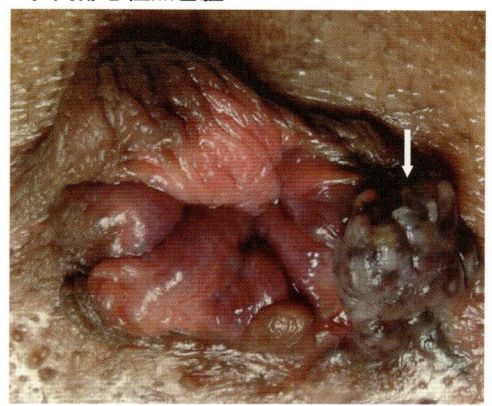

痔核と合併した黒色腫．形態によっては血栓性外痔核などとの鑑別も必要となる．

●肛門癌(1)

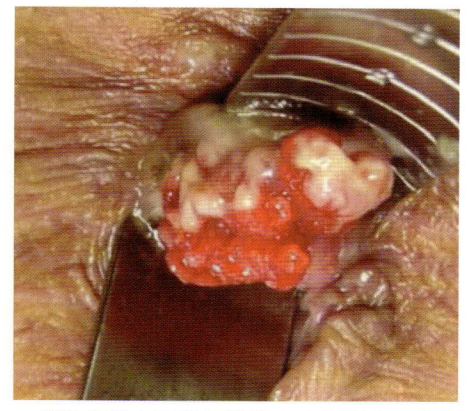

痔核脱出と同様に脱出する肛門癌．痔核との鑑別を要する．

●肛門癌(2)

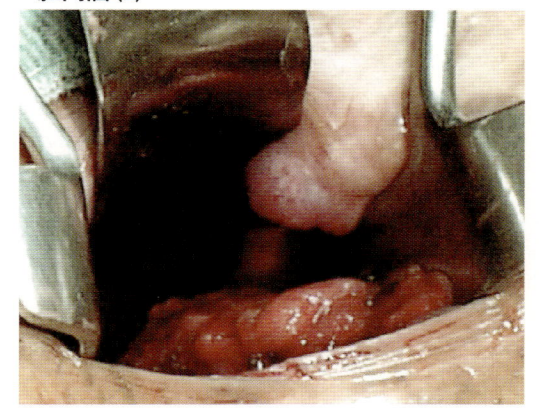

肛門管内に乳頭状に発育した腫瘍．内痔核との鑑別が重要となる．

●肛門癌(3)

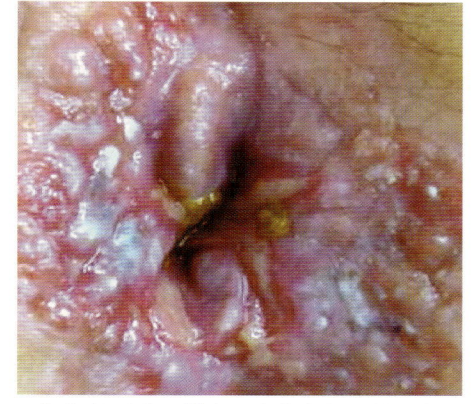

肛門部原発の腫瘍．皮膚炎との鑑別を要する．

●直腸癌

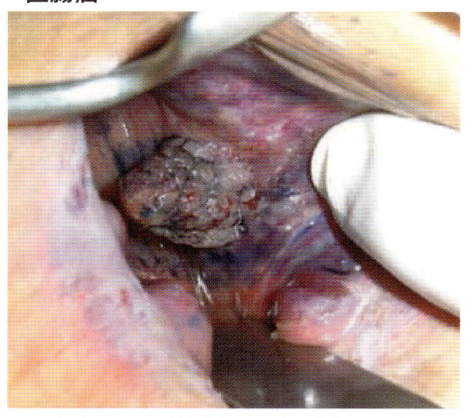

下部直腸の悪性腫瘍．血栓形成した内痔核などとの鑑別を要する．

■肛門周囲膿瘍

●肛門周囲膿瘍（ⅡLA）

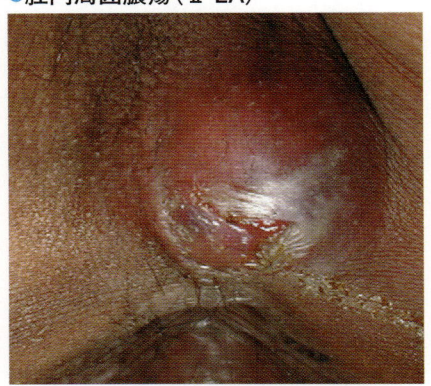

肛門前方に一部自潰した膿瘍形成を認める．

●直腸・肛門周囲膿瘍（ⅢLA）

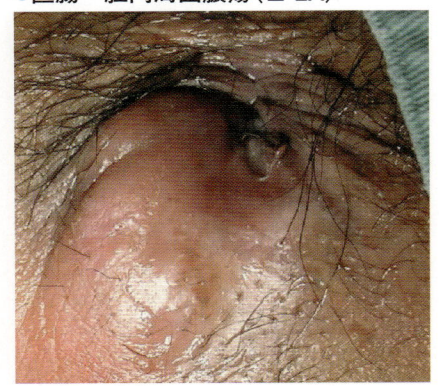

肛門右後方に深部から貯留する膿瘍形成を認める．

■痔瘻

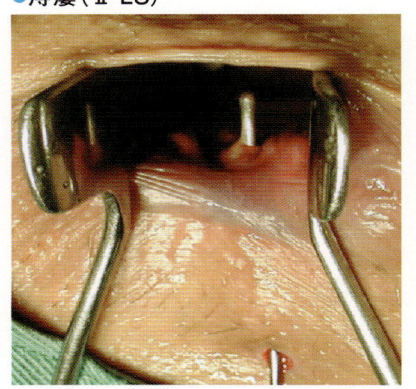

●痔瘻（ⅡLS）

肛門5時方向に低位筋間痔瘻を認める．

●痔瘻（ⅢB）

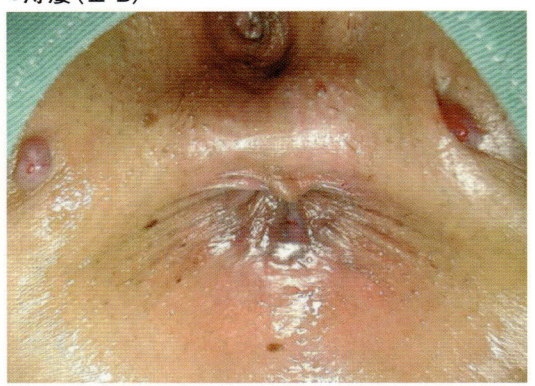

肛門6時方向から左右に馬蹄形に広がる痔瘻である．

●痔瘻（裂肛原発）

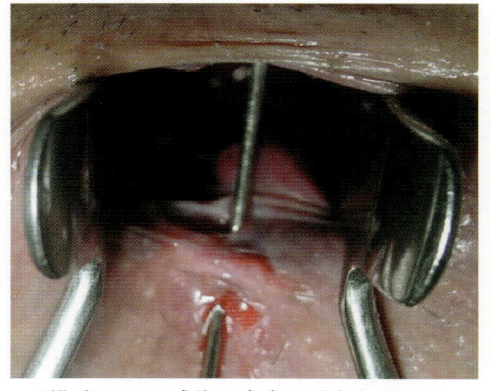

裂肛部からの感染で痔瘻の形成を認める．

●乳児痔瘻

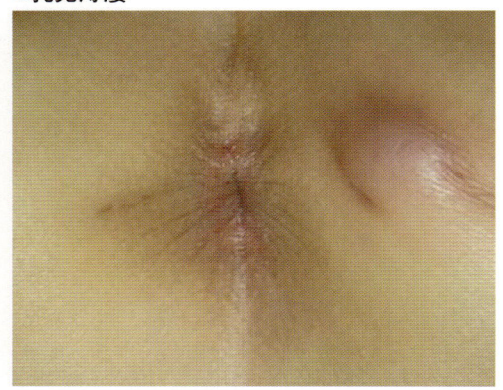

ほとんどが乳児期の男児で側方の浅在性・直線的な痔瘻であることが特徴で自然寛解する場合もある．

■痔瘻と鑑別すべき疾患

●肛門部粉瘤

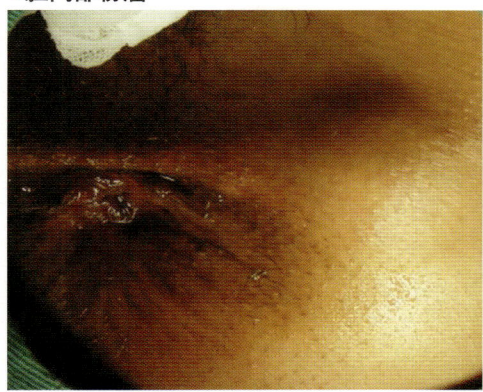

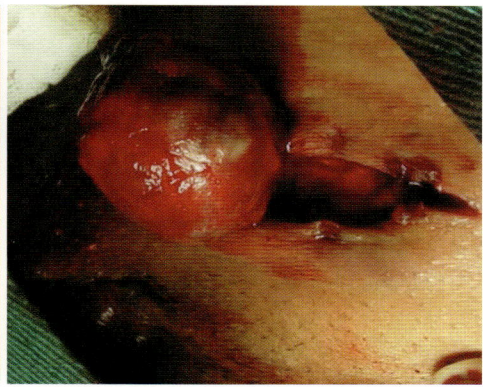

肛門周囲の皮下腫瘤として触知する．炎症性の場合は痔瘻との鑑別を要する．

●クローン病の肛門病変

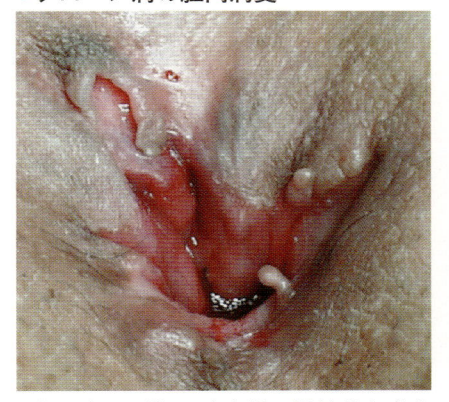

肛門部の裂肛，痔瘻様の慢性的な炎症症状を呈する．

●クローン病の肛門病変

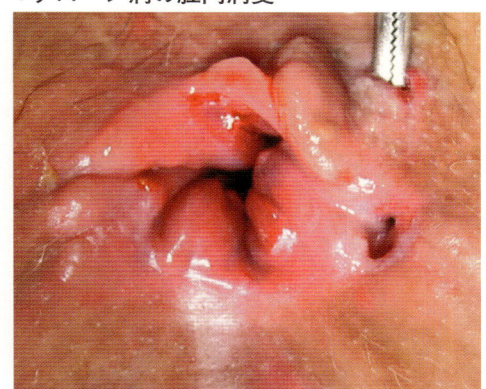

肛門周囲の肥厚，湿潤した皮膚と痔瘻形成を認める．

●膿皮症

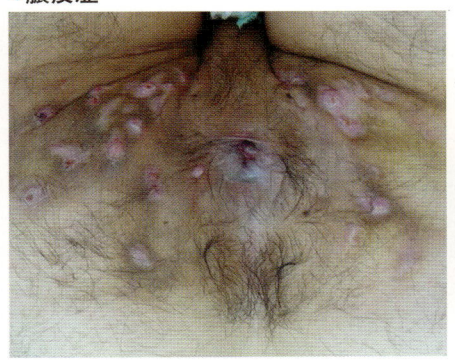

多発痔瘻の二次孔状に観察されることもある．痔瘻を合併することも多く注意が必要である．

●痔瘻癌

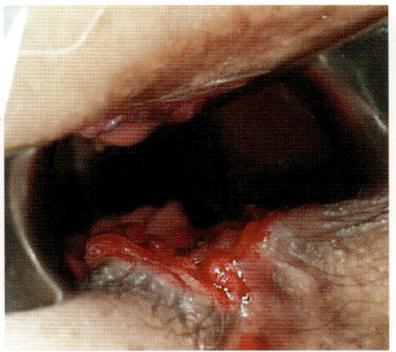

痔瘻の長期放置された例では癌化の可能性もあり注意を要する．

●毛巣洞

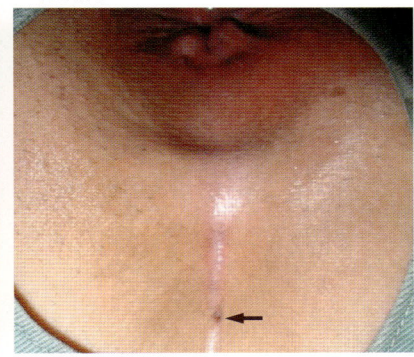

仙骨部に腫瘤として触知し，時に排膿孔（矢印）を認める．

■裂　肛

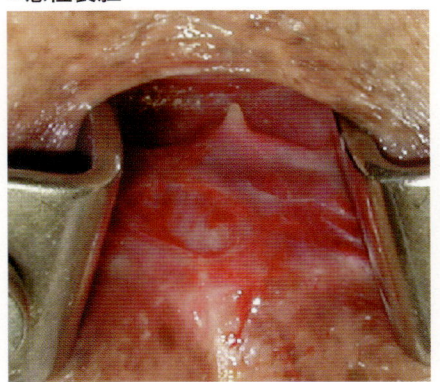

●急性裂肛
肛門管上皮の裂創で保存的治療が可能.

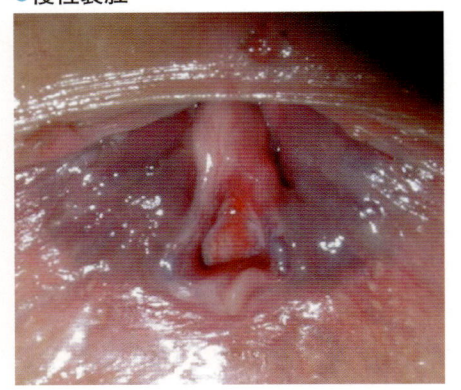

●慢性裂肛
肛門潰瘍・見張りイボ・肛門ポリープの裂肛3徴を認める.

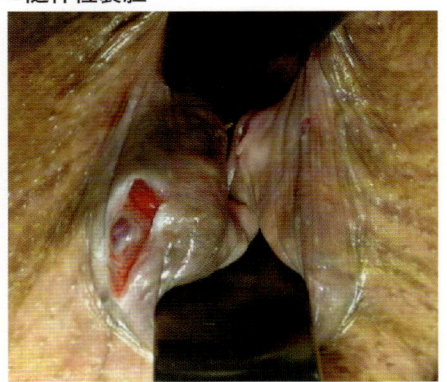

●随伴性裂肛
痔核脱出により引き起こされた裂肛. 激しい疼痛を伴う.

■裂肛の関連疾患

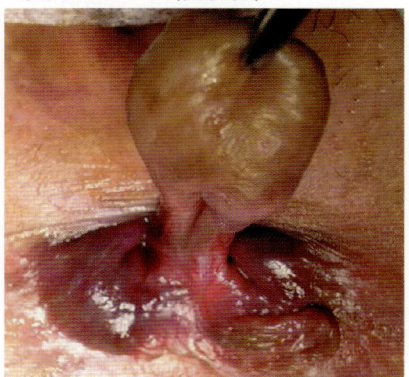

●肛門ポリープ（裂肛性）
痔核同様に排便時脱出を主訴とする場合もある.

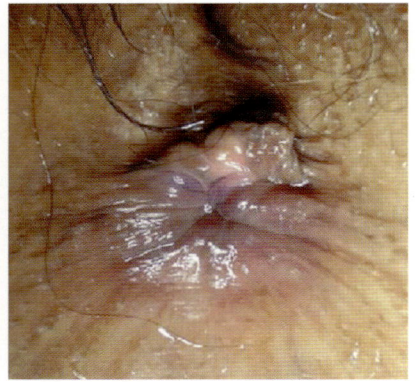

●Skin tag（皮垂）
肛門外縁の皮膚のたるみ. 裂肛性, 痔核性などさまざまな要因で発生する.

■直腸脱

●直腸脱

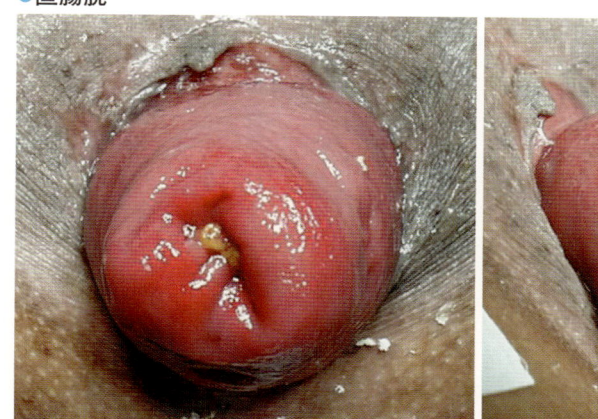

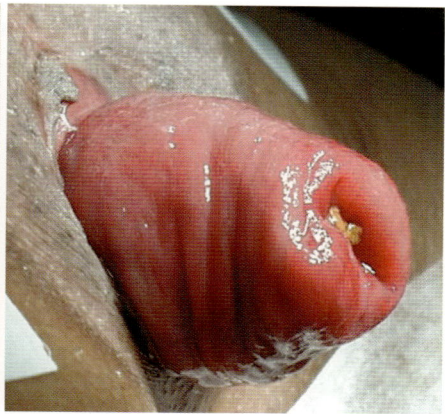

直腸の全周性の脱出を認める．高齢者以外にも若年者に発症する場合もある．

■肛門狭窄

●肛門狭窄

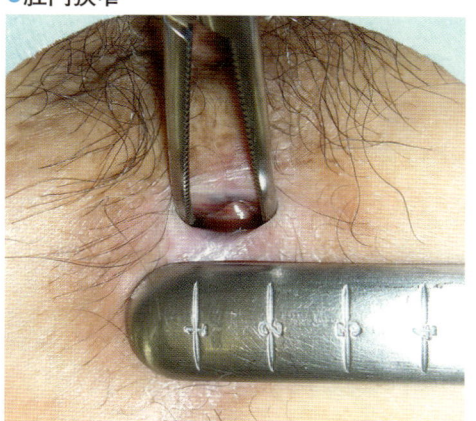

裂肛性，術後などさまざまな要因で発症する．治療に際し，その原因を捉えることが必要である．

■感染性疾患

●肛門周囲皮膚炎

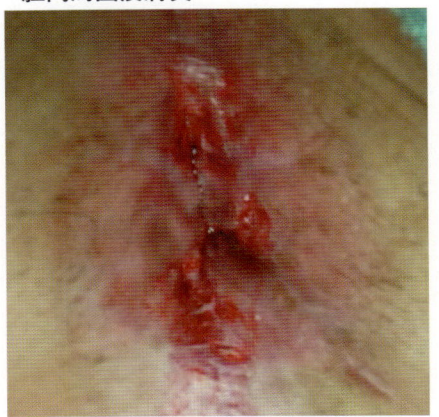

排便後の擦過・洗浄などに起因する．真菌性皮膚炎などとの鑑別を要する．

●真菌性皮膚炎

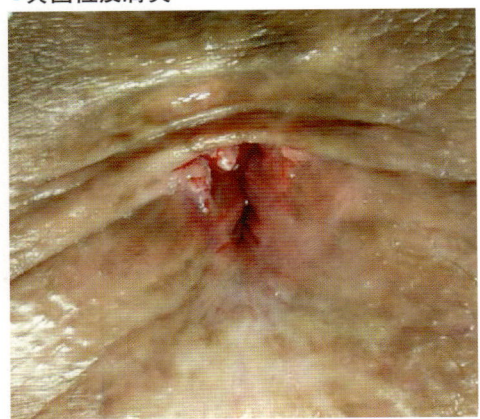

肛門周囲の皮膚の色素変性を認める．鏡検，培養などで確定診断をする．

●肛囲尖形コンジローマ

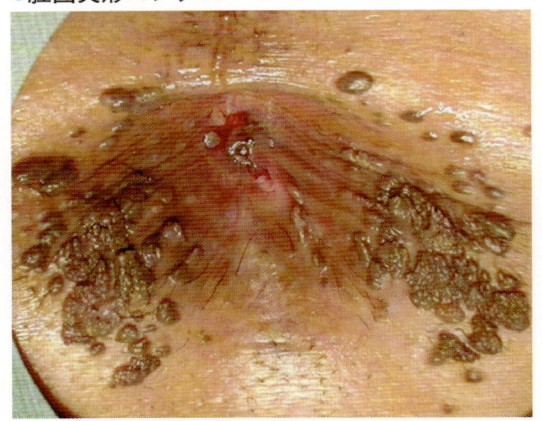

肛門周囲皮膚のみでなく肛門管内にも発生することがあり，注意が必要．

●肛囲扁平コンジローマ

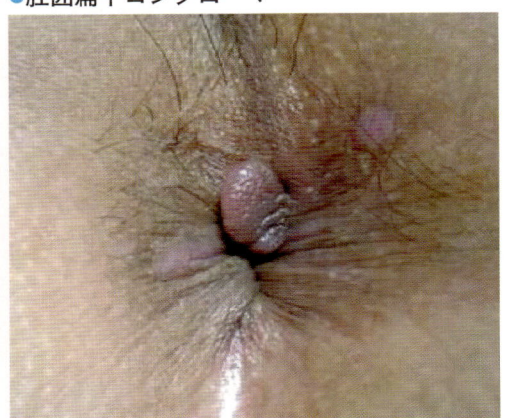

肛門周囲の蕁麻疹様隆起を認める．血清梅毒反応などと併せ診断する．

（下島裕寛，松島　誠，岡本康介）

索　引

A

abdomino-perineal resection（APR）　67
amelanotic melanoma　97
azathioprine　25

B

bevacizumab　71, 72
Bowen 病　93
Burkitt's リンパ腫　85

C

cetuximab　71, 72
Chlamydia trachomatis　46
CHOP 療法　86
ciprofloxacin　25
CK20　93
c-kit 遺伝子変異　83
Crohn 病　21, 35, 38, 44
　——人工肛門造設例　27
　——治療抵抗例　27
　——に合併した肛門潰瘍　18
　——に合併した肛門周囲膿瘍　26
　——に合併した痔瘻　22, 26
　——に合併した直腸膣瘻　27
　——の MRI 検査　24
　——の肛門病変　25, 141
　——の診断　23
　——の注腸造影検査　23
　——の内視鏡検査　23
cyclosporin　25

D

day surgery　133
defecography　100, 111
Dieulafoy 型直腸潰瘍　54
diffuse large B-cell lymphoma（DLBCL）　85
double stapling technique（DST）　66

E

endoscopic mucosal resection（EMR）　62, 63, 88
endoscopic submucosal dissection（ESD）　63
external sphincteric resection（ESR）　67, 77

F

fluorouracil（5-FU）　71
FOLFIRI　72
FOLFOX　72

G

gastro intestinal stromal tumor（GIST）　82
GCDFP15　93
GYNEMESH　124

I

imatinib　84
incidental lesion　21
intersphincteric resection（ISR）　67, 77
　subtotal——　67
　total——　67
　partial——　67
irinotecan（CPT-11）　71

J

J 型貯留囊　77

K

Ki-67 標識率　87

L

lay open 法　38

M

macrolide 系薬剤　47
MALT リンパ腫　85
mercaptopurine　25
metronidazole　25, 44
minimally invasive transanal surgery（MITAS）　64
MRI　19
　——検査（Crohn 病）　24
mucosal prolapse syndrome（MPS）　49
　——の原因　49
　——の診断　51
　——の治療　51
　——の肉眼的・内視鏡的特徴　50
　——の病理学的特徴　49
　——の臨床症状　50

O

outlet obstruction　110
oxaliplatin　71

P

pagetoid spread　91
Paget 細胞　91
Paget 病　77, 91
partial ISR　67
PAS 染色　44
pouchitis　37
primary lesion　21

Q

QOL　80

R

R-CHOP 療法　86
rectocele　118
Rome Ⅲ　99

S

seton 法　26
　　――drainage　36
sexually transmitted disease (STD)　40
skin tag　34, 142
slow transit constipation　110
SM 浸潤距離　62
straight 型貯留囊　77
subtotal ISR　67
S 状結腸瘤　102

T

tenesmus　38
tetracycline 系薬剤　47

total ISR　67
total mesorectal excision (TME)　65
total pelvic exenteration (TPE)　69
transanal endoscopic microsurgery (TEM)　64, 88
transvaginal anterior levatorplasty　124
tumor-specific mesorectal excision (TSME)　65

W

Whitehead anus (WHA)　138

あ

悪性黒色腫　77, 95
　　肛門部――　139
悪性リンパ腫　46, 82, 85
アフタ様びらん　43
アメーバ性大腸炎　40
　　――と鑑別を要する疾患　45
アメーバ赤痢　40
アルゴンプラズマ凝固　57

い

一時的回腸人工肛門　77
遺伝子変異解析　84
陰部神経　101
　　――伝導速度　108

え

栄養障害　58
会陰部重圧感　120
エタノール局注法　57

か

潰瘍性大腸炎　33, 44

外括約筋切除肛門温存術　77
外肛門括約筋切除術　67
化学放射線療法　76
化学療法　71
核分裂数　83
ガス　120
括約筋温存　77
括約筋機能温存　77
カルチノイド　82, 87
管外型肛門管癌　74
嵌頓痔核　14, 137
管内発育型肛門管癌　74

き

奇異性恥骨直腸筋収縮　123
基底細胞上皮腫　94
偽膜性腸炎　44
急性出血性直腸潰瘍　53
急性裂肛　142
虚血性直腸炎　56
筋電図　106

く

クラミジア直腸炎　46
クリップ法　54

け

経肛門的局所切除　88
経肛門的生検　83
経肛門的切除　64
経肛門的内視鏡下マイクロサージェリー　64
血管系疾患　53
血清アメーバ抗体　44
血栓性外痔核　14, 138
結腸肛門吻合　77
血便　41
下痢　41

索 引

こ

抗 TNFα 抗体　25
肛囲尖形コンジローマ　144
肛囲扁平コンジローマ　144
高位前方切除　64
抗凝固薬　55
抗生剤　25
高張ナトリウムエピネフリン
　　（HSE）　57
肛門温存手術　66
肛門温存率　76
肛門癌　139
肛門管癌　74
　　管外型——　74
　　管内発育型——　74
　　——のリンパ節転移　75
　　——（粘液癌）　74, 75
肛門管高圧帯　105
肛門鏡　17
肛門狭窄　22, 34, 143
肛門鏡診　17
肛門周囲皮膚炎　34, 144
肛門周囲膿瘍　37, 140
　　——（Crohn 病に合併）　26
肛門出血　53
肛門ポリープ　142
肛門内圧検査　80
肛門部悪性黒色腫　139
肛門部癌　34
肛門部粉瘤　141
骨盤底臓器脱　119
骨盤内臓器全摘術　69

さ

最大肛門静止圧　80
残便感　119

し

痔核　34

嵌頓——　14, 137
内——　14, 137
内外——　138
血栓性外——　14, 138
視診　15
指診　16
宿便性潰瘍　55
出血　13
術後排便機能　79
術前照射　80
消炎鎮痛坐薬　53
小腸通過時間　103
小腸瘤　102
自律神経　101
痔瘻　15, 21, 34, 140
　　——（Crohn 病に合併）　26
　　乳児——　140
痔瘻癌　74, 141
痔瘻根治術　38
人工肛門（ストーマ）　80, 125
　　一時的回腸——　77
人工肛門造設　27
　　——後の合併症　132
　　Crohn 病の——例　27
真菌性皮膚炎　144
身体障害者認定制度　127

す

随伴性裂肛　142
ストーマ → 「人工肛門」を見よ

せ

性機能障害　71
性行為感染症　40
切迫性便失禁　114
腺癌（肛門管癌）　74, 75
全直腸間膜切除　65
前方切除　64

そ

臓器脱　120
側方郭清　62, 65
鼠径リンパ節転移　75

た

体位変換　58
大腸癌　44
大腸通過時間　103
タコイボ様びらん　43
脱出　14

ち

腟指診　120
腟瘻　22, 27, 36
中悪性度非 Hodgkin リンパ腫　86
超音波検査　18, 106
腸管瘤　122
腸結核　44
直腸 SM 癌のリンパ節転移率　62
直腸 SM 癌の SM 浸潤距離　62
直腸感覚機能検査　105
直腸癌　61, 139
直腸狭窄　22
直腸鏡診　18
直腸・肛門周囲膿瘍　140
直腸肛門内圧測定（検査）　104, 122
直腸肛門抑制反射　105
直腸重積　101, 121
直腸静脈瘤　138
直腸切断術　76
　　——（Crohn 病）　27
直腸脱　14, 101, 143
直腸腟中隔　118
直腸腟壁弛緩症　118
直腸腟瘻　22, 36
　　——（Crohn 病に合併）　27
直腸粘膜血流量　54

直腸粘膜脱　49, 56, 138
直腸瘤　101, 118

て

低位前方切除　64
低侵襲経肛門的局所切除術　64

と

疼痛　13
糖尿病　53
動脈硬化性病変　55

な

内外括約筋間切除術　77
内肛門括約筋切除術　67
内痔核　14, 137
内外痔核　138
血栓性外痔核　138
内視鏡診　18
内視鏡的止血術　57
内視鏡的粘膜下層剝離術　63
内視鏡的粘膜切除術　62, 88

に

二次癌　88
乳児痔瘻　140
尿失禁　120

ね

寝たきり　53
　仰臥位——　55
粘液癌(肛門管癌)　74, 75
粘膜下腫瘍　82

の

脳血管障害　53
膿皮症　141

膿瘍　16, 34

は

排尿機能障害　70
排便機能障害　69
排便困難　119
排便障害　120
　——の病態診断　99
排便造影　100, 105
　——検査　19
　——所見　121

ひ

ヒートプローブ　57
非 Hodgkin リンパ腫(中悪性度)　86
肥厚性乳頭　34
皮垂　34, 142
びまん性大細胞型 B 細胞性リンパ腫　85
微量元素欠乏　58

ふ

腹会陰式直腸切断術　67
腹腔鏡下手術　69
分泌物　15

へ

便失禁　36, 80, 109, 120
　切迫性——　114
　漏出性——　114
便秘　109, 119
扁平上皮癌(肛門管癌)　74, 76
　——局所切除　76

ほ

放射線照射性腸炎　56
放射線療法　71

ま

マーカー法　103
慢性裂肛　15, 142

め

免疫調節剤　25

も

問診　11
問診票　12
毛巣洞　141

よ

用手介助排便　119

ら

ラクツロース呼気試験　103
ラジアル型直腸肛門超音波検査　106

り

リンパ節転移率　62

れ

裂肛　34
　急性——　142
　慢性——　15, 142
　随伴性——　142

ろ

瘻管造影　19
漏出性便失禁　114
露出血管　54
濾胞性リンパ腫　85

内科医にもわかる
直腸肛門病変

2009年10月25日　第1版1刷発行

編　集　杉田　昭
発行者　増永　和也
発行所　株式会社 日本メディカルセンター
　　　　東京都千代田区神田神保町1-64（神保町協和ビル）
　　　　〒101-0051　TEL 03(3291)3901㈹
印刷所　三報社印刷株式会社

ISBN978-4-88875-222-0　￥7400E
Ⓒ 2009　乱丁・落丁は，お取り替えいたします．

・本書の複製権・上映権・譲渡権・公衆送信権（送信可能化権を含む）は㈱日本メディカルセンターが保有します．

JCOPY ＜㈳出版者著作権管理機構　委託出版物＞
本書の無断複写は著作権法上での例外を除き禁じられています．複写される場合は，そのつど事前に，㈳出版者著作権管理機構（電話 03-3513-6969，FAX 03-3513-6979，e-mail：info@jcopy.or.jp）の許諾を得てください．